U0309110

猴面包树

ONE THOUSAND DAYS
AND
ONE CUP OF TEA

A Clinical Psychologist's Experience of Grief

VANESSA MOORE

一　千　日　的

疗　愈　之　路

[英] 凡妮莎·摩尔————————著　　王思宁————————译

中央编译出版社
CCTP Central Compilation & Translation Press

前　言

　　这本书讲述了我生命中一段痛彻心扉的经历，那时的我仿佛被整个世界背叛了。我是一个执业心理治疗专家，可突然间，却成了需要心理治疗的人；我是一个受过相关训练的人，却在探索自己身上发生的事时成了研究对象；我是一个经验丰富的经理，却几乎无法安排好自己生活中的事。可是，即使在经历这一切创伤时，我的来访者也一直都在，他们站在不远处，提醒我面对创伤和失去、寻找未来有很多不同的方法。

　　很多来访者都像我一样，面对着他们不曾预料的人生大事——生下的孩子有残疾或者有限制生活能力的疾病，突如其来的丧亲、离婚、失败——他们也像我一样不知所措，无法正常生活，有时候感觉自己要崩溃了。这本书讲述的就是我们共同经历的常见的"精神健康问题"。虽然受这些问题困扰的时间通常是暂时的，但有时候它们却像身体疾病一样折磨人。

　　这个故事讲述了我如何逃离黑暗的焦虑和抑郁，重新站稳脚跟；讲述我如何从工作和生活中、所见的人的经历中汲取力量，找到前路。

　　为了保护隐私，我改动了一些与名字和身份信息相关的细节。

目

录

"这是我在心理治疗中经常思考的一个问题：

它到底是为了让我们心情好一些，还是为了改变我们？"

"你觉得呢？"

"我觉得，说到底，都是为了接受。"

——瓦莱丽·哈扎诺夫《什么也不做的恐惧》

人的意识会创造一种叙述，一个符合我们眼中事实的故事。这个故事一旦产生，就可能很难被瓦解。同时，它又会对我们的情绪和感受产生巨大影响。

——《穿越抑郁的正念之道》
[英]马克·威廉姆斯等

海啸
Tsunami

第一章

这一周很难。这周大部分时间保罗都在出差，他累坏了。而我则在家一如既往地进行"消防工作"，要购物、做饭、遛狗，还要兼顾我作为一家大型儿童临床心理学机构总监的全职工作。

为了保持体形，我们不得不放弃周末睡懒觉的机会。在周日的早晨，闹钟于六点三十五分准时响起。我们拥抱彼此，喝一杯茶，不到一小时，保罗和我就在泳池里一圈一圈地游泳了。我跟其他蛙泳者一起在中/慢速泳道，保罗则跟游泳健将们一起在快速泳道。过去的近二十年里，我每周日都坚持游泳，一开始是为了在照顾尚在襁褓中、突发急性腹痛的女儿的间隙寻求片刻安宁，同时也是为了减肥（或者说，是为了保持体形，这取决于我那个周日的感觉）。保罗是后来加入的，但自从我们十一年前在一起后，他一直坚持跟我一起游泳。高中时他也是个运动健将，他承认现在的生活中久坐问题严重，需要这样的运动量。

阳光已经透过游泳池的玻璃和金属屋顶照了进来，温暖的光预示着春天脚步的临近。花园里，雪莲花已经开了，距离水仙花开的时节也不远了。这家游泳馆的常客都在泳池里了。保罗和我给他们每个人都取了名字，现在回想着这些名字，也算是对付游泳时数圈的无聊。"灰发"一家显然是一对退休夫妇，他们会气喘吁吁地游完整整二十圈，不多也不少，我们也被迫放缓速度；"肌肉男"是更加有吸引力的存在，他肩膀的肌肉厚实，棕色眼睛非常深邃，我们有时擦肩而过，他还会跟我对视；比起游泳，"仰卧起坐"似乎更注重保持头发的干爽，她游泳时脖子一直挺着，双眼盯着前方某处，我一看到她靠近我的泳道，就不禁在心里叹一口气。保罗告诉我，快速泳道那边有位"搁浅鲸"占着泳道正中央，从来不在意其他人的接近，还把水拍得到处都是。我透过泳镜看了看自己的右边，立马注意到保罗宽大的旧泳裤和结实的双腿，他正迅速游向泳池的另一头，他的泳道里并没有"鲸"。也许"鲸"去睡懒觉了。

这天早晨，我并不怎么精神，所以游完四十圈后，可以回去冲澡的时候我很开心。一个年轻妈妈和她的儿子们正在冲澡，后面的人排起了队。我跟其他人一起排队等待，我们都感觉在两个小男孩面前脱泳衣不太自在。我感觉有点饿，保罗肯定已经在等我了，这样开始新的一天可真烦人。

故事讲到这里，好像还是平淡无奇的一天：周日早晨的例行活动，唯一生动的是我们为一同游泳的人起的绰号。接下来的故事我讲了一遍又一遍，梳理了上千次。四个月后，我准备给一个陌生女人讲这个故事。她住在距离我四十分钟车程的地方，路边的风景很美，如果我有心情欣赏的话，那里是开阔的乡间田野。

不过以我目前的状态，我并没有注意到风景，而是沉浸在回忆中，回顾二月的那个周日的早晨。我不需要排练即将对这个女人说的话，即使我想把那些话从脑海中剔除，它们也会以惊人的清晰度挤回来。我想起工作中遇到的那些患有自闭症的孩子，他们执着于一遍又一遍地观看录像中的某一段。这就好像我自己的录像在一遍又一遍地播放，即使我并没有按下播放键。它毫无预兆地自己播放，没有询问我的意见，不管我是否想看。

录像的开头是我从泳池的更衣室出来，走进停车场。我上了保罗的车，本以为他会因为我换衣服用了这么长时间而烦躁，可他并不在车里。我有些惊讶，因为他一般会比我先出来，除了有时候他需要刮胡子，他可能在刮胡子吧。清冷的晨光中空气微凉，于是我回到了休闲中心的门厅里等他。这里一会儿要举行铁人三项比赛，所以人们穿着莱卡服在这里聚成了一团，他们聊着天、喝着功能性饮料。五分钟后保罗还是没有出现，这下我真的担心了，这实在不正常。也许他还在刮胡子，或者在好好冲澡，还是说更衣室里出了什么事呢？我想走进更衣室查看情况。我穿过女更衣室进入家庭空间，再往男更衣室走去。我犹豫了，因为我不想走进男性专用空间。更衣室和淋浴间之间有不少男性来来回回地走，一切看起来都很正常。于是我松了一口气。我回到门厅，让前台接待员帮我找个男休闲助理去看看，以防万一。我告诉她，我的丈夫换衣服时间太久，这不像他的做事风格，所以我想确认一下他一切都好。她态度很好，正要用扩音器叫休闲助理来，却见一个女人急匆匆地冲过来，差点从楼梯上摔下来。她个子很高，留着长长的前拉斐尔派卷发。她对前台接待员喊道："快打999叫救护车，有人在更衣室里晕倒了。"

不，哦，不。不是他，对吧？我的心脏开始不受控制地狂跳。前台接待员慌忙拿出手机开始拨打电话。她很年轻，可能从来没经历过这种事。

卷发女人急躁地大声重复了一遍指令："打999，赶快叫救护车！"

我走到她面前，问道："晕倒的是个男人吗？"

她警惕地答道："是，怎么了？"

"我觉得他可能是我的丈夫。"

她的警惕性不减反增，语气里甚至多了些指责："你怎么知道是你丈夫？"

"因为我等了他好一会儿了，他换衣服通常不需要这么久。"

"那他刚刚穿的什么衣服？"她问道。

我心想，这问题可真够蠢的："泳裤。"

"我去问问看。"

"我跟你一起去。"我正要跟上她。

"不，你留在这儿。我会回来的。"

这下我几乎被恐惧裹挟。刚刚我还抱着一丝丝希望，希望不是他。可我狂跳的心已经知晓，那个人就是他。我有一种奇怪的感觉，我感到自己的意识好像在剥离，远离我身边的一切。

卷发女人很快就回来了，手里拿着一个洗漱袋，我一看就知道这是保罗的，那棕蓝相间的图案我一眼就认出了。我拉开拉链，里面放着他的剃须刀、老式剃须刷、一个装着剃须泡沫的塑料圆碗、一小瓶香波、一小瓶沐浴露，这些都是他住酒店时带回的。这绝对是他的。

我听到一个声音，却不知说话的人是谁："他死了吗？"

"不，他们在抢救。不过我必须告诉你，情况很严重。"

"你是医生吗？"我问道。

"不，我是护士。"

"我能看看他吗？"

"不，你最好还是在这里等着。"

待客区现在满是"铁人三项"赛的参与者，很多人发现这里出事了。我感觉人们在盯着我看。我还顶着湿漉漉的头发，戴着眼镜，被这么多人盯着不太舒服。在周日，吹头发、戴隐形眼镜、化妆这些可以晚点再做，我一般在保罗做早餐煎荷包蛋的时候做这些事。

一个中年女人走到我面前，摸了摸我的手臂。"你需要我坐你旁边吗？"她问我，"我可以去弄杯茶，跟你一起等。"

我晕乎乎的。我肯定是受惊了，感觉自己跟周围的噪声、发生的事不在同一个空间。可我还是感激这位女士，我需要一个精神支柱，能让我暂时抓住的人或物。我们在接待处并肩坐下，周围人来人往。她从咖啡厅弄了茶。很多穿着红色短裤和黄色Polo衫的休闲助理站在旁边，其中一个向我们走来。他还是个少年，但他问我们需不需要私密空间的时候，脸上写满了关切。事后，我经常想是不是因为当时我在哭，即使我已经想不起自己到底有没有哭。他带我们去了楼梯下面挨着运动损伤诊所的一个小房间，这里有自行车、外套，还有一把长椅。如果开着门，我们就能清楚地看到前往楼上更衣室的楼梯。

过了一会儿，卷发女人走了下来，告诉我救护车到了。"急救人员在工作了。他们计划先给他注射镇定剂，再带他去急诊室。"

这是希望，既然他们要带他去急诊室，那他就肯定还活着。

她离开了。又过了一会儿，一个休闲助理下来告诉我们最新的消息。他看起来不过十六岁，他勉强的微笑显得那么不协调，我不禁问道："他死了吗？"

"哦，不！他还好！他很快就要去急诊室了。"这次，我一个字都不相信。我的想法立刻就被验证了，卷发女人又回来了。她脸上挫败的神情我一眼就明白了。

"很抱歉。"她说，"他死了，他不会去急诊室了。他要被送到太平间，救护车会送他的。你可以到那儿去看他。"

哦，不，拜托，不要。不，不。这不可能发生在我身上。这不可能，不可能。

那位好心的女士用一只手臂揽住我，问我想不想给谁打电话。我不知道，我无法思考。她把自己的手机递给我，我拨出了脑海里最先冒出来的两个号码。第一个是我的妹妹布莱欧妮的。

"你不会相信我接下来要说的话，但是保罗刚刚死了。"

电话那头传来尖细的叫声。"不，不，这不可能是真的。"她在努力忍住眼泪，"你在哪儿？我们马上过去。"

第二个是我的前夫，必须得有人通知孩子们，因为他们会担心我们去哪儿了。我的前夫也是一位受过训练的心理治疗师。此刻，我感激他语气中的冷静和体贴。

"他们会用急救车把保罗送到太平间吗？"他问道。

"是的。"

"你想跟他们一起去吗？"

我还没考虑过这个问题，不过他一问出口，我就知道我想了。"想，但是他们还没说我可以去。"

"告诉他们你想去。你要是不去，事后可能会后悔。"

他说得对。这一刻，我还是不敢相信我身上居然发生了这种事，我现在最想做的就是去看看保罗。

急救人员突然出现在楼梯下的储物间里。他们是两个身材健壮、有着一身肌肉的男子，穿着绿色制服，跟《急诊室的故事》里的一样。他们说我可以上救护车，他们会从后门把保罗运出去（当然了，他肯定不能从进来的那扇门出去，因为他死了……），他们会把救护车开到停车场。

那位善良的女士把她的电话号码写在一张纸上。"有空了给我打个电话，亲爱的。我想知道你的情况。"她紧紧地拥抱了我一下，就离开了。

我穿过门厅走出去时，警报声响起，人们从楼梯上鱼贯而下。我找了一个休闲助理，问是怎么回事。他说："为了表示对你丈夫的尊重，我们把游泳池关闭了。"

真是奇怪，保罗永远都不可能知道游泳池以他的名义关闭了。

救护车已经停在停车场了，就在保罗的黑色宝马（这是公司的车，虽然我当时不知道，但他的公司第二天早晨就收回了这辆车）后面。急救人员在楼梯旁等着，他们看起来犹犹豫豫，紧张不已。也许他们以为要对付一个发疯的女人——一看到丈夫的尸体就会失控。我踏进救护车时，心脏还在狂跳。我想让时间在这一刻暂停，不想再往前走。我还从未见过人的尸体，而且我知道，只要我一看到他，这一切就是定数了。从这一刻起，我的人生将彻底改变，没有回头路。

他就在那儿。我倒吸一口气，并没有发狂。他躺在担架上，看起来跟平时清晨里没什么两样，就像在平静的睡梦中。他那张亲切的脸啊，我摸了摸他的脸颊、吻了吻他的额头，动作非常轻柔。他的肌肤还有余温，虽然比平时要冷一些。他的头发湿漉漉、乱糟糟的，应该是用毛巾擦的。我一向喜欢他头发这样，比他上班时梳得整齐光滑要更性感。他穿着一条褪了色的旧牛仔裤和灰色 V 领毛衣，里面是我从"棉之商船"[1] 买给他的浅绿色上衣。（所以，他死的时候是穿好衣服的，还是说有人帮他穿上了衣服呢？）他身旁的地板上还放着他的深绿色游泳袋，里面装着他的洗漱包、他从上寄宿学校起就一直用的那条旧条纹毛巾、他的湿泳裤。急救人员都放松了下来，估计是看到我没发疯而松了口气。这也是实话，即使看到刚刚去世的丈夫就在我面前，我也有一种奇怪的本能——我需要有礼貌、需要言行得体。他们解释道："我们需要等警察来了才能去医院，因为这是意外死亡。"等待的时候，我们

1　品牌名。——编者注

谁都不知道该说些什么，于是以下的问话出现了：

"所以，你跟你的丈夫经常来这儿游泳吗？"

"你们有孩子吗？"

"你们经常遇到这种死亡事件吗？"

这一切都那么不真实，保罗的尸体还躺在我们之间。还好，接到这个任务的警察很快就到了。她长得漂亮，身材娇小，一头黑发，看起来跟我女儿差不多大，也就是个大孩子。她很同情我的遭遇，表现得很善良，还摸了摸我的手臂。她需要我提供一些个人信息，这是处理突发死亡事件的例行程序。当然了，还得进行尸检。她说这些的时候，我感觉自己的眼里充盈着泪水（哦，不——这个我了解、深爱的身体将要被切开），但我没有时间多想，她已经在道别了，而我即将前往医院。我坐过一次救护车，那是在三年前，当时我十岁的小儿子赛门转院做紧急肾脏手术，两家医院相隔三十千米。当时我们乘坐的救护车闪着蓝光，可这次救护车没必要开紧急灯了。紧急事件已经过去，司机正小心而缓慢地开车。即使如此，救护车从休闲中心的停车场开出去转弯时，保罗的头还是被转向一侧。这一刻，我才真正意识到他死了。这是一种神奇的感觉，我知道这种情况有时会发生在创伤受害者身上，但这是我第一次亲身体验：我能真实地"看到"我们一起度过的时光，那些美好的画面在我眼前一闪而过，比如我们的婚礼、我们在里约的旅行、我们跟赛门一起轮滑、跟法国邻居们一起喝里卡德、周末在新福利斯特遛狗、我不在家时保罗给孩子们和他自己做"不健康"的油炸食物、严冬里我们在荒芜的诺曼底海滩散步、我头枕着保罗的大腿看电视。这些画面、声音、气味混杂在一起。就这样，这些事永远都不可能再发生了。

我的目光没有从他脸上移开。"拜托了，保罗，拜托，拜托，请睁开你的眼睛，世界就会重新变得明亮。拜托，拜托。"可他并没有睁眼。我盯着他，想看到他在呼吸，可是灰色毛衣下，他的胸膛毫无起伏。去医院的路上，我一直护着他的头，这样才能保证他的头不乱晃，在这最后一段路上给他尊严。我仔细看着他脸上的每一寸肌肤：金色的睫毛、漂亮的嘴唇、下巴上灰色的胡茬儿（所以他并没有刮胡子）、尖尖的耳朵（他的耳朵很适合去化妆派对，如果要扮演小妖精或是恶魔，它们就派上用场了）。我不停地记啊记，想把它们都记下来，因为我知道，我很快就无法再看到它们了。

到了医院，悲剧很快就变成了闹剧。因为那天是周日，太平间还锁着，也找不到殡葬师。急救人员感到很尴尬，一直道歉。他们打了电话，但是还得等一会儿。不久布莱欧妮和她的丈夫来了，然后我的前夫也来了。他们很震惊，我能看出他们都在担心我。我们全都站在救护车里，低头看保罗的尸体。这种情景是没有剧本的，我们之间的谈话毫无意义、平庸乏味。我们说了一些这样的话：

"他看起来很平静，是不是？"

"他死了多久了？"

"你拿到他游泳的东西了吗？"

"有人告诉孩子们吗？"

殡葬师来了，她相当震惊，真诚地为我们在这种时候等那么久而道歉。殡葬师的个子很高，身材瘦削，留着长长的金发，穿着一身挺括的深色西装。她看起来非常年轻，但她的举止相当职业。她温柔地掌控了局面，建议我们去医院食堂喝杯咖啡，等她"把保罗安排好"，马上就会来找我们，让我们再看看他。

食堂在一个缓坡顶上，窗外是漂亮的汉普郡郊外风景。我记得这风景，我曾经光顾拐角另一边的妇产科，在那里生下了赛门，当时太高兴了。而这一次，我似乎在透过一个巨大的玻璃泡泡看外面的风景。

食堂里有一两个实习医生在吃早饭，喝咖啡，看报纸。除此之外，这个昏暗的餐厅几乎是空的。咖啡是自助咖啡机做的，用塑料杯子装着，苦苦的，根本没法喝。其他人在讨论实际的事：必须有人去休闲中心把保罗的车取回来。我的妹夫很乐意去做这项工作。他问我有钥匙吗，我说没有，肯定还在保罗的游泳包里。

我的前夫还没跟孩子们说，因为他刚刚去家里看的时候，他们还在睡觉。他说现在去通知他们，这样我到家的时候他们就会有所准备。我们的女儿还在外地上大学，还有保罗的四个孩子。必须有人告诉他们，我说我来吧。我一会儿给他们打电话来说这件事，还有我的父母、保罗的妹妹……要通知的人太多了。有些人在远方，我的意念告诉我，我能做到，可是此刻我觉得自己不像自己。

殡葬师回来了。她说保罗被"安排好了"，我们能看他了。我们跟着她回到医院后面的太平间。路上，我心想没有几个人知道太平间在医院的哪个位置，但我知道。我以后再来这，就知道那扇雾面玻璃门背后是什么了。

停尸间外面有个等候室。布莱欧妮和她的丈夫留在等候室里，我一个人进去。房间里摆设简单，保罗躺在正中间的一张床上。他的头发被梳理整齐了，身上还盖着一条深紫色的毯子。那条毯子盖住了他的下巴。我不喜欢这景象。保罗现在看起来就是死了，这次我吻他的额头时，温度低了许多。我没有停留太久，感觉泪水快要夺眶而出，悲伤难以抑制。我只是告诉保罗我爱他，我永远都不会忘记他，然后就走了。布莱欧妮不想进去看。她说她想记得保罗活着的样子——有活力的样子。但是我的妹夫想去看看，他一向喜欢保罗。他在里面待了很久，出来的时候，双眼通红，我能看出他想为了我表现得坚强一点、实际一点。他立刻又谈起了如何去取保罗的车，怎么让我们所有人回家。

殡葬师带着保罗的游泳包和一个有他贴身物品的棕色纸袋回来了，里面有他的手表、一些零钱、我们进休闲中心的票、一串钥匙，钥匙环上挂着一张我多年前站在巴塞罗那教堂台阶上的照片。（我清楚地记得那天，一个漂亮的吉卜赛女孩送给保罗一支玫瑰，吸引了他的注意儿，她的同伙趁机偷了他的钱包。我们度假的所有经费都在他的钱包里。现在回想起来，我很好奇，那是不是什么预兆呢？）

殡葬师问我是把保罗的婚戒留在他手上，还是想自己收着。这个问题让我恐慌起来，我不知道。这婚戒自从我们结婚起就没离开过他的手指，所以它也许该留在那儿，还是说我应该把它戴在我的婚戒旁边？我很激动，但殡葬师表现得既冷静又沉着。

"你不必现在做决定。"她说，"我先给你留着，过几天等你有主意了，给我打电话。"

我听到她跟我的妹夫解释尸检相关的事。她给他留了一些有用的电话号码。我想她可能觉得他比我更有能力接收这些信息。

然后，我们就可以走了。

我们开车去了休闲中心的停车场，我的妹夫开走了保罗的车。看到那辆车停在那儿等他依然空荡的样子时，一种可怕的荒凉感侵袭了我。我的妹夫坐进车里并开走它，感觉那么不对劲，我坐着妹妹的车回家也感觉不舒服。

我打开厨房门，被《周日泰晤士报》绊了一下，它被人从猫洞里塞了进来。我注意到炉子上还放着蒸蛋器，肯定是保罗把它放在那里准备做早餐。好吧，今天我们不吃蒸蛋了，所有计划都被毁了，这一天还要做些什么呢？仔细想一想，接下来我这一辈子要做些什么呢？

之后再想起这一天，我只能记得模糊的碎片。赛门震惊的、挂满泪痕的脸，去落霜的草坪上散步，闻得到眼前食物的味道却吃不下，我的心脏疯狂地跳动。

到了傍晚，我已经很确定我想要戒指了。至少这样，两枚戒指能被留在一起，即使我们不能。把戒指跟他一起火化又有什么意义呢？这个想法占据了我的脑海，整晚都想个不停。戒指会不会被扔了？丢了？偷了？毕竟那也是枚金戒指啊。早晨九点一到，我立刻给殡仪馆打了电话。

前台接待员，一点也没有担心这个问题的意思。"当然了，没问题的。"她说，"反正，保罗今天早晨就要被送到葬礼承办人那里了（"反正"这个词用在这里真是奇怪）。所以你到那里去取就可以了。"

我按照她说的做了，取到戒指之后直接拿着它去了珠宝店，让他们把戒指改小，这样我就能戴着了。我告诉珠宝店的人，保罗刚刚去世，他的戒指我戴着太大了。老板好像被吓了一大跳，不知该说些什么。保罗很喜欢给我买珠宝，我们来过这家店很多次了。老板答应我明天下午戒指就能改好，让我到时候来取。第二天下午戒指果然改好了，他拒绝收我的钱，一分也不要。

接下来的几天在朦胧的雾中过去了。很多人来过，我也很忙：给保罗手机里的所有联系人打电话，选棺材，安排他的葬礼。我的妹妹后来告诉我，我用一如既往的效率做完了这一切，她简直不敢相信，我是怎么做到的。我都不太记得我是怎么做完这些事的，可是人们都说是我给他们打了电话，葬礼也举办了。所以，我想我大概是做了吧。我用保罗的手机给所有人打电话，他们接电话时都以为我是他。他们会说"嗨，保罗"，或者"早上好，保罗"。每次，我都得给他们带去失望的消息——我不是他，然后才能说明我打电话的原因。

周一，我去上班并告诉同事，我要休假一段时间。我们在一间护士办公室里喝了茶，关心我的同事们包围了我，哭着拥抱我。之后，我去塞恩斯伯里超市买东西，给孩子们做饭。我还给验尸官打了电话，他告诉我保罗死于心脏病突发，他的心脏动脉全被堵住了。他诉说时非常实事求是，好像在给我陈述电影放映时间或者收垃圾的日期。我想，保罗这样的死亡方式对他来说大概是司空见惯吧。我可以去取死亡证明了，下次去市区的时候就去取了。我得去户籍登记处取死亡证明，上次来这里还是跟保罗结婚的时候。登记员写下我的身份——保罗的遗孀。我太讨厌这个称呼了。我的身份就因为她用笔写了一下，便从妻子变成了遗孀。她告诉我，我需要很多份死亡证明，很多组织都需要保罗死亡的"证据"。

回家后，人们不停地拥抱我，问我是否还好。我不知道如何回答，于是我说："嗯，谢谢，我很好。"我是很好，勉强如此，至少在白天是这样的，因为事太多了、人太多了。我似乎进入一种自动运行的状态。可是夜晚太可怕了，我无法忍受床的另一边没有温暖的躯体可以拥抱。保罗从前告诉我，我晚上总是会有一根脚趾或者一只手去碰他，即使我已经睡熟了。他喜欢这种感觉，他的存在给我一种安全感。没有了他，我总是感到焦躁不安。我睡不着，就算睡着了，也会做噩梦，醒来后发现自己的一只手臂或一条腿在冷冷的空床上找寻着他。一醒来，我想起他不在了就开始啜泣，这种孤独感和痛苦是我不曾想象过的。我用拳头捶打枕头，把脸埋在湿漉漉的枕套里，用被子盖住头，想把纷扰的白天挡在外面。医生给我开了强力镇静剂和安眠药，这些能让我入睡，但我讨厌借助药物的睡眠。因为醒来后的几个小时里，我都会迷迷糊糊、精疲力竭。

葬礼将近，再见保罗最后一面，跟他道别的想法在我心里挥之不去。离他去世已有十天了。我的小妹安妮来我家里住了，她和布莱欧妮都非常反对我去跟保罗道别。于是，我偷偷给葬礼承办人打了电话，预约去"见一面"。我告诉所有人我是去购物，出门前从花园里摘了些雪莲花。负责葬礼承办的年轻女人很友善、温暖。她说她给保罗穿上了我前几天拿来的衣服，换衣服的时候很小心，保罗现在看起来相当不错。她问我想不想让她跟我一起进去。

"不用了，谢谢。我没事的。"这是我最后一次跟保罗独处的机会了。

"那好，他就在里面。"她指了指接待处旁的门。

我推开门走了进去。房间很大，门旁桌上的花瓶里放了一束塑料花。我不记得房间里还有什么家具，只记得正中央的搁板桌。桌上摆着我前几天选的棺材，没有盖上。棺材里面……我被吓得倒吸一口凉气，有那么一刻，我还以为他们弄错人了。我太害怕了，不敢再往前走。我踮起脚尖靠近，认出来我圣诞节时从德本汉姆百货商场给保罗买的深蓝色上衣，这才看出那的确是保罗，或者说，是某个版本的他。他脸上的肤色完全变了，看起来面色红润，可同时又有一种打了蜡的感觉。他的手指头被冻得僵硬，无法挪动，我无法接受。这简直就是死肉。这景象怪异，让人毛骨悚然，好像恐怖电影里的场景：一具尸体躺在屠夫的砧板上。我试着让自己振作起来，冷静、理智地思考。他肯定是被放在冷冻仓里，所以才会这么冰，才会有这些变化。我鼓起勇气最后一次去吻他。再见了，我亲爱的，我会永远爱你。然后，我离开了，一路跑到了停车场，泪水洒向我的身后。我知道我的保罗已经不在那具躯体里，他早就离开了。

那些不断出现的想法戛然而止。我在一个又大又明亮的房间里，里面摆着布艺椅子和套着深绿色沙发套的矮沙发，地上铺有印花地毯，墙上挂着现代油画。我坐在壁炉旁一把舒适的扶手椅上，旁边的矮桌上有一盒纸巾。房间很安静。即使这是夏天，百叶窗也紧闭着，屋里是阴凉的。坐在我斜对面的女人告诉我，她叫珍妮弗。她跟我年纪相仿，浅色头发，人很严肃，话不多，说话的时候嗓音温暖、友善，操着一口我不熟悉的口音。她刚刚一直在认真听我讲，没有打断，也没有提问题。她现在问我感觉如何。我说："终于把这些从头到尾讲出来了，让我松了一口气。"我意识到，我真的很需要说出这些，把它们暴露于阳光之下，也将我自己暴露出来，给一个有能力的人看，这个人能帮我理解这个毁了我生活的可怕变故。可是为什么呢？为什么我有这样一种强烈的倾诉欲？为什么要为了讲述而重温其中的痛楚？为什么会对她这个刚认识的陌生人讲？这世界上明明有那么多我可以选择的人。突然间，我脑海里闪过一段回忆，关于我刚实习时的一个来访者。这个来访者教授了我职业生涯中最重要的课程之一。这一课能解释我为什么会坐在珍妮弗的诊室里。

凯莉是我的第一位来访者。她严重超重，挣扎着走进门诊部，姗姗来迟，慌乱不安。她的眼镜片起了一层薄雾。她费劲地在我桌旁的椅子上坐下，显然并不想来这里。我知道她是被介绍来做体重管理的，她的全科医生在介绍信里写到，她尝试过所有节食方法，都失败了，她需要能帮助她解决超重问题的医生。我看到她比我还小一岁的时候很震惊，她看起来像个中年妇女。准备咨询的过程中，我的上司让我做记录，仔细研究一下凯莉的进食习惯——她什么时候会暴食，暴食时吃多少，什么事会刺激她暴食。这是"行为研究"的评估和治疗方法，也是我所学到的第一种治疗方法。于是，我向凯莉简单介绍了下自己，告诉她我的计划。

她的反应充满敌意。"哈，那完完全全是浪费时间，我试了各种各样的节食方法，都没用。我看我来这儿就毫无意义。"

"没关系。"我说，"我没有说让你节食。我现在只想了解你暴食的原因。你觉得我们能一起探究一下这个问题吗？"

她的姿势稍微放松了一些，低声说了什么。在我看来，这是她不情愿地同意了。

"很好。我们就拿寻常的一天举例吧。跟我讲讲你一天从早晨醒来开始都做什么。"

凯莉的态度转变得很缓慢。一开始，她拒绝任何她认为属于"窥探"的事，不过还是每周来参与我们的治疗。久而久之，我们一起描绘了一幅图景，了解她是怎样在每天下班路上在薯片、巧克力上花掉大笔钱的，还回顾了她孤独的生活。孤独是她暴食的原因之一，另一个原因是她深信不会有人想要跟她相处。她从事秘书工作，独自生活，从不跟同事社交，即使他们邀请她。她还有过一个男朋友，但是恋情发展不顺利，男友为了另一个人抛弃了她。她告诉我，她想谈恋爱，但是觉得没有人会想跟一个胖子谈恋爱。治疗间隙，我的上司想让我赶快给凯莉上节食计划。我已经收集了足够的背景信息，是时候开启治疗计划了。我很幸运，凯莉自己也要求开启治疗。这一天，她在约定时间走进治疗室，费劲地坐上她通常坐的那把椅子，宣布："我想减肥了，我受够了自己这个样子。现在我能开始节食了吗？"

接下来的一步感觉容易多了。我们一起制定了一个控制卡路里摄入的食谱和奖励机制：凯莉每减重一磅[1]就能积一分，累积十分就可以换一份自选的礼物或奖励，除了食物，什么要求都可以。我每周都给她称重，她的体重下降得相当迅速。治疗过程中，她的态度完全变了，她不仅能按时到达，还经常提前。她很急切地把一个小时治疗的每一秒都利用起来。不过我意识到，我的实习很快就要结束了，我会被换去另一个临床区。我不想停止与凯莉的治疗，她当时的情况太好了。同时我也知道，她还有很长的一段路要走。我跟上司谈了谈，问他能不能让我继续帮她治疗。他是个善良的人，同意了我的提议，因为我还在同一家医院里，他也会继续做我的上司。

于是我们继续治疗，凯莉完全不知道这背后的谈判。她继续减重，继续向我敞开心扉谈她的生活。我们花了不少时间来探究她的孤独感和她认为自己不值得交往的想法。我鼓励她把所有关于自己的消极想法写进日记里，我们会有针对性地讨论和挑战这些想法。此外，我还建议她试一试接受邀请，跟她办公室的女孩们一起出去玩一玩。她接受了我的建议，惊讶地发现她玩得很开心。她的体重继续下降，还买了时髦的新衣服，把眼镜换成了隐形的。她去马略卡岛度了假，还给我带回来一件礼物——一面镜子。这面镜子如今我还留着，上面刻着她当时住过的度假酒店的名字。看到她的外表和行为在一点点变化，我也十分开心。她每

1　1磅约等于0.45千克。

周都来我的咨询室，变得更加迷人和自信。我好像也不是唯一注意到这些变化的人。夏日的某一天，她向我承认，办公室里的一位年轻男士问她要了电话号码。她给我讲的时候咯咯地笑着，有些不好意思，但她显然为此欣喜。

与此同时，我又开始跟我的上司讨论了。第一年的实习快要结束了，第二年我要去遥远的另一家医院。我的上司听说了凯莉的进步，十分满意。我给他看的图表里，凯莉的体重像一个缓坡一样不停下降，他说要把这个案例写成论文。可是他也明确说了，我必须在年底前结束与凯莉的治疗。他会在我离开后跟凯莉进行几次"维护性"治疗。我可以恭喜自己完成了一次非常成功的临床工作。

但是，我并没有高兴的感觉。我在跟凯莉的相处中对她产生了好感。虽然我很为她的进步欣慰，却也感受到了她对我的依赖。我知道跟她说再见是不容易的。可我没想过这道别到底有多难。她来参与下一次治疗时开朗多了，我从没见过她这么活泼。她急切地给我讲她前一晚跟办公室那个男孩的约会。

我听她说了一会儿，就直入话题："凯莉，有件事我们得谈一谈。"

她看起来有点惊讶，不过还是停下了自己的故事，听我要说什么。

"我们的咨询治疗已经进行了近一年，你的进步非常大。但你知道我还是个实习医生，我在这家医院的实习期很快就要结束了。下个实习期，我就要去别处工作了，离这里非常远。"

"但你还能给我治疗吧？"她问。

"不，恐怕不行了。我可以继续跟你约接下来的几周，但是那之后我就不会来了。不过我的上级，S医生可以帮你几次。但是我们几乎达成了治疗开始时你的目标，所以你没有必要每周都来了。"

凯莉盯着我，一言不发。我看得出她很震惊，这也是我从未涉足的领域。于是，我继续给她讲述我们的进步有多大，我多享受跟她治疗的过程。然后，我问她："所以，对于我刚刚告诉你的消息，你感受如何？就我们的治疗即将结束这件事谈谈吧。"

这时候，她的表情已经恢复平静，她不假思索地答道："没事，我会没事的。不过我不太确定跟S医生咨询这个计划，他人怎么样？"

我给她讲了我的上司，他是个善良、敏感的人。但她不是很感兴趣，她也不是真的没事。我继续跟她做了几次治疗，但从那以后，她的体重又有所上升。我们的最后一次治疗结束后，我做数据图表时，这点非常突出：她的体重是一个一直在下降的缓坡，直到我告诉她我要离开，这时曲线突然拐弯，开始往上走。我向上司汇报了这个情况，试探性地问上司，凯莉的变化是否可能源于对我离开的失望。这也就印证了她原本坚信的执念——她不值得与任何人交往。但是他说并非如此，他告诉我，要看治疗计划的细节——凯莉摄入食物的卡路里、我们选择的奖励、奖励的激励效果是否仍然足够——按照需求修改计划，让她继续减重。但这情况并没有改变，我离开后凯莉又变胖了，事情就这样结束了。

我使劲地思考我跟凯莉的经历，回忆当时的情形，同时也思考之后那些年里发生的事。我的一些同事采取了跟S医生不同的方法，这让我看到了与当年不同的角度。我想，凯莉问题的根源是缺乏自信，而非贪吃。我很确信，她对我的感情让她有了强烈地想取悦我的欲望，这也是她在治疗早期迅速减重的关键所在。我还觉得，我离开时没有处理好告诉她这个消息的方式，对她来说太突然了。我的上司认为这个问题并不重要，但我强烈地感受到，来访者跟心理治疗师之间的关系在来访者的治疗中是至关重要的一环。

我蜷缩在珍妮弗的扶手椅上，回想起早年跟凯莉经历过的事。我很清楚，现在角色换了，我成了需要帮助的那一个。对当时的凯莉来说，我们之间的关系是有力量的，这对她很重要，给了她极大的帮助。我知道，我也想要一份这样的关系。我不想要那些让我无法感知、迷迷糊糊、不分东西南北的处方药。实际上，我并不想寻找任何迅速的解决方案，我此刻的苦恼根本不能被迅速解决。我想要跟一个人建立有意义的联结，需要空间来思考我身上发生的事，想要一个在我需要时能一直陪伴在我身边的人。这就是我坐在这里的原因。

珍妮弗是一个精神治疗医师。在我讲述让人心痛的故事时，她从未批判我。她跟我的许多朋友不一样，没有给我提建议，没有安慰我、劝导我，没有让我"好受点"，没有承诺我过段时间就会"挺过去的"。她表达了对我的关切，然后倾听、真正地倾听。很多人对保罗避而不谈，一听到他的名字就转移话题。我跟珍妮弗谈话时很舒适。我觉得我们之间是有联系的，她告诉我她全身心投入，愿意跟我一起打这场持久战。于是，在第一次治疗之后，我每周都在同一时间开车去她家，坐下来，哭泣，告诉她我想死。

丈夫去世后，妻子的第一反应各不相同……大部分人会感到不知所措，在不同程度上难以接受事实……在一段时间内，遗孀会以"自动化"的模式继续日常生活，但她很可能会感觉紧张、忧虑，而且这种异常的平和状态可能随时被爆发的情绪打破。有些人将这种体验描述为让人招架不住的惊恐发作。

——《依恋三部曲·第三卷 丧失》

[英]约翰·鲍尔比

海啸之后
Aftermath —— 第二章

关于保罗的葬礼，我能回忆起的不多：拥挤的教堂里，我站在小讲坛上，举起不到三周前我送给他的情人节贺卡。卡片平淡无奇，上面有一个按钮，按下按钮，一颗大红心就会一闪一闪地发亮，说"你是我的生命之光"。我告诉悼念者们，贺卡上的灯这回是永远熄灭了，变得暗淡无比。我不知道我是怎么在那么多人面前强撑着保持镇定的。也许是震惊，也许是肾上腺素的刺激，不论是什么因素，它支撑着我完成了整场葬礼、火化、下午茶，以及无数来自他人的悼念和宽慰。我回头看时，几乎不记得到场的都有谁。我感到我的意识有很大一部分被剥离了，并没有体会到周围发生的一切。

葬礼结束，悼念者们陆续离开了，只剩下布莱欧妮。一个巨大的黑洞就这样被打开。自保罗去世后一直萦绕在我心头的严重焦虑爆发了，成了让我难以动弹的恐惧感。我不知道该如何过没有他的生活。我要做些什么？我的生活现在变成了什么？我的未来去了哪里？C.S. 刘易斯在他的妻子去世后写道："从没有人告诉过我，失去亲人的悲痛跟恐惧是那么相似。"这就是我的感受。我的心脏在胸腔里扑通直跳，不论做什么都无法让它平静。我试着看报纸，试着喝杯茶，试着打开收音机……这些全部没有用。我就是无法坐定。我踱步，哭泣，再踱步。我不知道该如何照顾孩子们，不知道该如何重新开始工作。这些想法让我的心脏跳得更快了。我沉迷于弄清楚保罗到底是怎么死的：我当时不在场，所以我怎么能确定他死了呢？他有没有痛苦？他知道自己要死了吗？他想到我了吗？他说什么了吗？我需要回到休闲中心找到这些问题的答案。布莱欧妮不太赞同这个主意，但她还是同意跟我一起去。

在前台接待我们的是一个年轻人，他是这儿的值班经理，带我们去了楼上的办公室。他说话时温柔而严肃，但我能感觉到他的不自在。我想，这样的会面对他来说应该也不常见。他拿出一份文件，在桌子上打开。我倒着看到一些文字，文件的题目是"事故报告"，上面印了一个男性躯体的轮廓，上面有一些标记和很多用蓝墨水手写的文字。他没有把报告拿给我看。

"是你丈夫旁边隔间里的男士看到他晕倒了。"他告诉我们，"这位男士透过靠近地面的隔板缝隙看到他倒在地上，不得不破坏隔间门锁去查看。"

"他被发现的时候还活着吗？"我问道。

"我无法确定，不过我觉得他当时还活着，因为等待救护车的时候，发现他的那位男士给他做了心肺复苏（CPR）。"

"所以，那位男士是个医生吗？"

"我记得他是个牙医。"

"我能跟他谈谈吗？"

"不能，我非常抱歉，我们不能透露他的隐私。"

我意识到，这扇门被无情地关闭了。这个紧张的年轻人那时并不在场，他无法回答我的问题，却又不让我联系那个能回答的人。

"我确信你丈夫并没有走得很痛苦。"他安慰我说，可是这安慰太空洞了，他怎么能确定呢？

我换了一个策略。"我能看看他去世的地方吗？"要是我能找到具体的地点，至少还能多知道一些细节。

"当然了。"他说，可我注意到了他的犹豫。他领着我们下楼去了更衣室。我们一眼就看到了这一切发生的证据：黄黑相间的警戒胶带贴在一个隔间的门上，这扇门装锁的地方只有一个洞。我们看不到隔间里面的情况，因为门被胶带封住了，所以这就是那个地方了——我深爱的男人生命结束的地方，一家老旧的休闲中心里一个平淡无奇的更衣室隔间。我没跟他说再见，他也没跟我说再见，是这样吧？我永远都无法确定了，这些缺失的元素会在接下来的很多年里一直困扰着我。不过在这一刻，我被一种孤独感包围。我开始哭，我的妹妹慌忙跟经理道谢、道别，把啜泣的我领到了停车场。

回到家，我的心情在强烈的痛苦和疯狂的恐慌之间来回摇摆。房子里摆满了鲜花，还有人不停地送花来。大家都是好意，但是我讨厌鲜花甜腻的味道和它们占领了每件家具的鲜艳色彩，它们让房子变得不自然，不停地提醒我这个家不正常。我早就用光了所有花瓶，开始把花插进果酱罐和各种丑陋的容器里，它们都是从花园棚屋里翻出来的，上面还粘着蜘蛛网。我不喜欢这些，我只想让一切回到从前。邮递员抱着一个大纸箱出现在后门——又是鲜花，这次是浅黄色的兰花。

我尖叫着把箱子扔向厨房的另一面墙。"我不想要这些该死的花了！我想要保罗！"

我的儿子威尔原本在餐桌旁安静地坐着，正吃着一碗麦片。他被吓得猛地抬起头来。收拾葬礼残局的布莱欧妮则很冷静、克制，我怀疑她留在这里也是为了看着我。

"这是当然的。"她说，"我们喝杯咖啡吧。"她煮上水，把掉在狗碗旁边的兰花捡起来放在工作台上一瓶小苍兰和一盆紫罗兰之间。装兰花的箱子里还有一张卡片，她把它递给我。这是阿米拉的监护人送的，阿米拉是一个我认识了很久的十岁小女孩。

当一个孩子被同时介绍给两个儿科专家时，这介绍背后肯定有不少焦虑。实习期一结束，我就确定了儿童和家庭专业领域，进入本地一家大医院的儿童发展中心工作。阿米拉两岁的时候来看儿科专家，因为她有喂食障碍。这本身没什么大不了，可是她不长的人生经历却让人绝望。阿米拉还是个婴儿时，她的妈妈就用菜刀捅了她的腹部，因为脑海中有一个声音告诉她的妈妈，阿米拉是邪恶的。阿米拉幸存下来，而且是从紧急手术台上活下来的。她的妈妈被送进了精神病医院，现在她的父亲得独自一人养育她。医生们找不到阿米拉出现喂食障碍的身体原因，所以她被送到了我这里，目的是探究这个问题的根源所在。我知道她会跟父亲和一个旁遮普语[1]口译者一起来。

---

1 旁遮普人的语言，属于印欧语系。——编者注

我们见面的房间太大了，这是一个做培训或者开大会的地方，偶尔也给一些医生做诊室。唯一的缺点是在一个不通风的办公室里，里面有三把大得过分的扶手椅，没有桌子。我尽力把这个空旷的地方装饰得友善一些，把角落里检查床上的蓝晒纸拿走，把血压仪收进抽屉，拿出一些玩具准备给阿米拉玩。他们进入房间时，我被阿米拉惊人的小体型惊呆了。她就像一个小巧的娃娃，黑发如丝绸一般，大大的棕色眼睛。她拉着口译者玛利亚姆的手。我跟阿米拉打招呼的时候指了指桌上的玩具，她的兴趣转瞬即逝。她没有拿玩具，而是在玛利亚姆的腿上坐下，紧紧地抓着她带来的绘本，几乎整场治疗，她都保持这个姿势。作为一个两岁的小孩，她似乎很焦虑，安静得不太正常。她的父亲才二十多岁，超重，戴着一顶棒球帽，穿着明黄色的运动鞋。他只通过玛利亚姆对我说话，不带情绪地讲述阿米拉身上发生的事和她当前的困境。他好像很疲惫，心不在焉。

我问他阿米拉的进食情况如何。"你能给我讲讲阿米拉平时都吃些什么吗？"

"什么都不吃。"

我知道阿米拉的体重，虽然她很轻，却依然在正常水平线之上，刚刚达标。所以她不可能什么都不吃。"她肯定会吃东西，不然现在肯定饿死了。"我说。

"呃，可能会吃一两勺米饭吧。"

"还有其他的吗？蔬菜、肉类？"

他显然听懂了我的问题，使劲地摇起头，用他的母语说了些什么。

"他说她不喜欢肉类，也不喜欢蔬菜。"玛利亚姆翻译道。

我决定试试新角度。"那不吃饭的时候呢？她会吃零食吗？"

"薯片，她在安全座椅上时会吃。"

"还有别的吗？吃甜食吗？"

他好像很不乐意回答这个问题。

沉默片刻后，他回答了我的问题。"她喜欢吃甜食，她会吃很多巧克力，也给玛利亚姆吃。"

我大概了解了情况，这个孩子在正餐方面没有什么规律，大部分卡路里的摄入来自不健康的零食。我又问了阿米拉父亲她的进食时间，进一步证实了我的猜想。"你会和阿米拉一起吃饭吗？"

"不，我喂她，喂完我再吃。"

"她坐在餐桌边吃饭吗？"

"是的，不过她想从椅子上下去。让她安静坐着不容易。"

"她吃饭的时候有什么让她分心的事吗？比如，你们吃饭时会不会开电视？"

"开，她喜欢看卡通片。"

"除了在餐桌旁，你还在其他地方喂她吗？"

"不。"

玛利亚姆激动地喊起来："你有，你明知道你有！"阿米拉的父亲盯着自己的脚，玛利亚姆还在用英语喊，"我看着他满公寓追着她喂饭，有时会在她躺床上时把米饭喂进她嘴里，还有她洗澡的时候！"

继续讨论下去，我发现阿米拉的父亲根本没有照顾小孩的经验，没有妻子的帮助，他难以承担起这份责任。我让玛利亚姆帮忙翻译，建议他写一本日记，接下来的几周里，把阿米拉在哪儿、在什么时候吃了什么全都记下来。之后，减少阿米拉的零食摄入量，建立与进食有关的习惯就容易多了，减少让她分心的因素，逐渐给她的食谱加入更多食物类型。这些做法都很有用，阿米拉的父亲也渐渐有了信心。几周后，阿米拉的喂食障碍就解决了。

这本是这个故事的结局了，可是一年后，玛利亚姆又预约了一次治疗。我不是很惊讶，阿米拉有这种让人心碎的故事，她的问题不可能靠一个喂食规律计划就全部解决。这一次，来的只有玛利亚姆和阿米拉。她们两人打扮得十分得体，都穿着熨烫平整的连衣裙。我们又一次在那间过大的诊室见面。当时三岁的阿米拉再次稳稳地坐在玛利亚姆的腿上，对我提供的玩具毫无兴趣。玛利亚姆直接告诉我，她和她丈夫决定收养阿米拉。这时候我对玛利亚姆的背景还知之甚少，都不知道她是否有自己的孩子。我确实很好奇，一对五十多岁的夫妇为什么会决定收养一个三岁的孩子，这样做必定会失去很多自由。玛利亚姆告诉我，她和丈夫已有一个女儿，现在成年了，住在澳大利亚。

"你现在收养一个三岁孩子，肯定是一个很艰难的决定吧？"

玛利亚姆好像紧张了起来，也许是不确定在阿米拉面前应该透露多少信息。"是的，我丈夫和我都已经快六十岁了。但是我们不希望她继续跟她父亲生活。"她压低了声音，"我知道他经常把阿米拉一个人留在公寓里，在她睡着的时候。我看到他开着车走了，他只在乎要再找个女人。我们一带走阿米拉，他就回巴基斯坦找新老婆了。"

这种事在阿米拉面前谈确实不妥。不过，后来我跟玛利亚姆单独见面的时候，收集到了更多与她收养阿米拉有关的故事。这一次，我把注意力放在阿米拉身上，了解玛利亚姆又带她来我这里的原因。阿米拉现在会说话了，但话很少，而且我试了很多方法跟她玩，她都不感兴趣。我尝试用一只泰迪熊和一幅拼图吸引她，但没成功。然后，我拿出了一袋塑料农场动物。

"哦，看啊，这是一只羊。"我说着，把迷你羊递给阿米拉。

"羊。"她重复道，从我手里接过了那只羊。

我又拿出一只羊，说："还有一只羊，它想跟你的羊打招呼。"

"羊。"她重复了一次，接过了我手里的第二只羊，可是没有让两只羊打招呼。这下，她的目光紧紧锁定了装满塑料动物的袋子。

"这里面有很多动物。"我说，"它们都生活在农场，我们要不要一起建农场？"

我把袋子里的玩具全部倒出来。我挨个拿起各种动物，阿米拉说出了其中一些的名字，但她还是忽略了我发起的游戏。

"哦，你看，狗在追小鸡呢！我们让小鸡藏起来好不好啊？"

她没有回应。

"哦，亲爱的，我觉得马好像伤到了腿。我们给它铺张床，让它躺下来好不好？"

她严肃地盯着我看，一点也没有要加入的意思，反而拿起了一块塑料篱笆，跟另一块拼起来。我开始帮她拼，然后，她用篱笆分出了不同的"区"，把动物分类。牛放在一个区，羊放在另一个区，诸如此类。她小心地把黑羊和白羊区分开，把鸡和鸭区分开，这项活动让她专注了很久，其间玛利亚姆给我讲述了她们当前的困境。

阿米拉刚刚进了附近的幼儿园，但是她不跟其他孩子玩。她喜欢独自玩，其他孩子的吵闹好像让她害怕和不安，弄得她捂着耳朵哭。在家里她很乖，但几乎不玩玩具，更喜欢跟着玛利亚姆满屋子跑。她经常焦躁，容易受到惊吓，还对一些事物表现出强烈的恐惧。这种恐惧在玛利亚姆看来相当不合理，比如，她要避开壁炉上放的一套瓷器和厨房角落里的一台老式收音机。

很显然，阿米拉有很严重的问题，这些问题需要我们花很长时间去应对。这一次治疗后，我、阿米拉和她的养父母就开始了长期的联系。阿米拉表现出一些早期自闭症的症状，可她真的是自闭症吗？她会不会是因为痛苦的早期经历而产生了依恋障碍呢？她会不会是因为母亲的精神病而注定有严重精神问题遗传的风险呢？还是说，这些因素都对她的精神状态有影响？不论这些问题的答案是什么，眼下对玛利亚姆来说，最严重的问题还是她在自己年事已高时收养了一个幼童，这本身就是很大的牺牲，而现在她又发现这个孩子跟她所想象的"正常"的孩子非常不同。我们经常花几个小时的时间来探讨这种情况带来的挑战，试图理解阿米拉问题的根源。玛利亚姆依赖我给她提供的情绪支持，就像凯莉一样，而且我也会这样依赖珍妮弗。

回到此刻，我在家里的厨房，从被我扔掉的兰花中拿起玛利亚姆手写的卡片，这花是从我的办公室转寄过来的。卡片上写着："为什么最可怕的事总是发生在最善良的人身上呢？"我很感动，又为我的自私行为感到彻彻底底的羞愧。玛利亚姆面对自己的问题那样镇定从容，我又有什么理由这样大发脾气呢？

最终，我的妹妹离开了，孩子们去上学了，我还是不停地哭。然后，我还是吃了安眠药入眠，却在刚醒来没多久就哭了起来。每次刚起床的时候，我都会突然记起保罗死了，然后我就会哭一整天。我的哭泣有自己的节奏：有时候，我会安静地、单调地呜咽，可当我无意中打开壁橱，看到保罗的衣服或者他在咖啡里放的甜味剂时，就会无助地开始大声啜泣，甚至严重到抽搐。

一天早晨，我一起床就发现家里的座机坏了，完全没有反应。这让我恐慌起来，我用手机给远在德文郡的父亲打电话，冲他歇斯底里地大吼。他是个冷静克制的人，很少宣泄自己的情绪，也不会对其他人的情绪有所反应。但是他听出了我的急迫，提出马上开车来我家里，帮我处理这个问题。这让我稍稍冷静了一些，但我还是得等几个小时他才能过来。这期间，我咬着自己的指甲，像笼中困兽一样在厨房里来回踱步。他一到，我们就去了家电商场，买了一台新座机回家插上。问题解决了，这太容易了。我为什么就做不到呢？那时候，我只是感谢爸爸来帮我。现在回想起来，在当时的我眼里，"坏掉的电话"就意味着我跟外界突然断了联系。

之后爸爸回德文郡了，我在厨房里做午餐，听到天花板传来滴水声，水流进了壁炉腔。我们住在一栋老房子里，经常需要维修，这在以前从来不是问题，因为保罗的动手能力很强。新的紧急情况一出现，我的恐慌又汹涌而来，让我站在原地动弹不得。我只能站在天花板下水流如注的地方冲它尖叫。

孩子们跑过来问："到底出什么事了，妈妈？"

我只能指着天花板继续尖叫。他们见状去拿了水桶和大碗来接水。他们给他们的父亲——我的前夫打了电话，他不到五分钟就给水管工打完了电话。

我这到底是怎么了？

我知道孩子们明白我会难过，可他们见到平时能干又稳定的妈妈突然间变成了这副模样，眼里写满了警惕和恐惧。我决定只在独自一人的时候哭，通常是我在车里的时候。不过我很快就发现，在情绪激动的状态下，我很难注意到行人和交通状况。在差点把一个走人行横道的女人撞倒之后，我放弃了开车，执着于到哪儿都走路。我需要远离家和一切让我痛苦的东西，而我们家门口就有一条通往开阔郊外的马道。保罗七年前送我的边境牧羊犬杰西成了我的固定散步伙伴。我散步时总是大声跟保罗说话，好像他还跟我们在一起似的。

"你在哪儿啊，保罗？"

"你能看到我们吗？"

"求你了，求你了，给我一个暗示吧，让我知道你还好。"

我伸出手。"拜托，拜托，保罗，请握住我的手，就一下，这样我就知道你在这儿了。"

但是什么也没发生，我没有感觉到他的存在。

这时已是春天。草丛里点缀着盛开的黄水仙。虽然天气很暖，天空却被灰云覆盖，清晨的雾还未散去。杰西和我沿着我们家的小路走向马道和郊外的自由之地。我又惆怅起来，泪流满面。

"你在哪儿啊，保罗？"

"你为什么要死啊？"

"拜托，拜托，给我一个暗示吧。"

我抬头望天，即使视线被泪水模糊，我还是看到一根白色羽毛轻柔地飘在空中，缓缓在我面前下落。它左右摇晃着，无声地落在我的脚上。我惊呆了。

"真的是你吗，保罗？"

我捡起羽毛，把它放进口袋里。杰西和我继续往森林走。我一只手放在口袋里，摆弄着羽毛。但是很快，我又开始怀疑。

"如果真的是你，保罗，再给我一根羽毛吧，这样我才能确定。"

没过多久，我又找到一根白色羽毛，藏在我面前路上的松针间。之后，我再跟杰西去散步的时候总能看到白色羽毛，有时候它们过好久才会出现，但是每次都能看到。

几天后的周日，保罗的四个孩子来吃午餐。我在厨房里等着菜熟，跟保罗的其中一个儿子聊天。那天很冷，所有的窗户和门都关着。我们靠着厨房中间的岛台，聊起保罗。"你有没有过他一直在你身边的感觉？"我问他。

"没有，从来没有。"

"我也没有过，不过我最近总看到一些白色羽毛，都是在我想他或者跟他说话的时候出现的。"

"这很奇怪啊。"他说。

"是啊，我知道。我在想，它们会不会是他的什么暗号，或者什么交流方式呢？"

就在这一刻，一根小小的白色羽毛不知从哪里冒出来，突然出现在天花板上，轻柔地飘落在岛台上。

保罗的儿子倒吸一口气，吓得往后一跳，还撞倒了一个凳子。我也被吓了一跳，可同时我注意到，它给我带来些许冷静。保罗是不是知道我们在一起吃午餐？他能感觉到我们的难过吗？他是在安慰我们吗？

我读到过这样的说法，伴侣去世是一个人人生中压力最大的事，根据这种事件压力的打分标准，它的得分是一百分，满分也是一百分。不过白色羽毛的出现给我一种奇异的安慰，可单单看见这些羽毛，不足以支撑我走下去。很多时候我真的很想跟保罗一起走——去死。我到处寻找救命稻草。安妮带我去看了琳达，她的一个灵媒朋友。她住在一间现代平房里，一头毛糙的金发，穿着粉色的衣服，长长的指甲做了美甲。她坐的沙发周围摆满了水晶——水晶碗、水晶球。球面和心形的水晶镶嵌在从天花板垂下的线上，每一扇窗户也都挂满了这样的绳子。整个房间给人一种阿拉丁山洞的感觉，不过是用玻璃做的。它仿佛在我本来就沮丧的心情上摩擦，令人感到不适。但是琳达本人温暖、善良，问过我一些基本问题后，她邀请我在她的沙发上躺下来，做一次"引导想象"。我心里在质疑，可我已经来了，还付了钱，所以不如一试。于是，我闭上眼睛，挂满水晶的房间消失了。

沙发很暖和，也很舒适，琳达的声音细软而冷静。她用话语将我带到一个连接这个世界和另一个世界的桥边。我要想象我看到的一切、闻到的一切、感觉到的一切。我在抵抗——这似乎毫无意义——但同时我也在努力，努力跟随她的声音。然后，突然间，我好像来到了另一个地方：保罗的父母肩并肩坐在花园里一个暗色的座椅上。我走过镀金的步行桥，向他们走去。光线是金色的，他们被鲜艳的热带花卉和看起来很有异域风情的藤蔓包围。他们两人看起来健康又开心，他们在冲我微笑。保罗站在他们身后，双臂撑着他们的椅背。他穿着进棺材时的那件深蓝色衬衫，看起来相当痛苦，我想拥抱他。可接着，跟出现时一样，突然这画面消失得无影无踪了，我回到了毛茸茸的水晶世界里。我同时感到狂喜和孤独。那是我的想象还是真正来自保罗的交流呢？这段经历让我不安，没过多久我又开始有了自杀的想法。这是我能想到的跟保罗重聚的唯一办法。我看到了他需要我，更是给这个想法增添了急迫感。

　　一个老友兼同事打电话问我怎么样了。我没有告诉她我总是在发抖，她却从我的声音里听出我在颤抖，让我去找她喝咖啡。我开了十几千米的车去她家，到了之后，天忽然下起倾盆大雨。她住在一处公共用地旁的大豪宅里。这一次，我们坐在她家的书房，没想到这里跟房子里其他地方一尘不染的状态不同，这里很不整洁。我有些好奇，我们为什么没有像往常一样坐在她家超大的厨房里。我想了想，才想起来她丈夫一定在家。我不觉得她是那种人，故意把丈夫藏起来，不让刚失去丈夫的朋友看到。可转念一想，她是一名医生，也许这次会面更像是咨询，而非社交。

她温柔地问我感觉如何，就这样，我所有的防备崩溃了，洪水的闸门被打开。我哭啊哭，号叫着哭，就是停不下来。我太难过了，完全失控。我要疯掉了，感觉自己成了一只野兽，绝望而愤怒地抓挠。她保持冷静。她说我需要帮助。她给我做了杯浓咖啡，我们坐下喝了。最终，我眼中决堤的泪水缓和了。她说我不能自己开车回家，外面还下着大雨，而且天色已晚。我坚持说自己没事的，但她不让步，坐在我的副驾驶座，陪着我开回高速公路，她丈夫开着他们的车紧随我，好在我到家之后把她带回家。

我的前夫也担心我，为我预约了一个精神科医生。我开车去了那家私人诊所，它开在荒地中的群居房里，坐落在没有灵魂的郊区住宅小镇。这位精神科医生和善、平易近人，虽然有些秃头、面色苍白，但人还是挺有魅力的，他用一支老式墨水钢笔写字。他问了我的性生活史，我不知道这跟要咨询的事有什么关系。他问我当前最让我焦虑的是什么，我告诉他是那些需要自己动手的事，保罗不在我做不到。他告诉我他就挺会用工具的，提出可以去帮我。说完，他立刻就后悔了，收回了他的提议。这是我第一次体会到做一个中年遗孀的感觉。他诊断我有中度抑郁，给我开了一些抗抑郁的药物，说他觉得心理治疗应该对我有所帮助。他给我的全科医生写了一封长长的信。我开始吃药，可那种几乎不间断的哭泣并没有减少。我跟从前那个理性、有自制力的人判若两人，变成了现在这副模样，我担心自己要崩溃了。也许精神科医生说得对，跟别人谈谈我有多难过会让我好受一些。我把这个想法当成了救命稻草，使劲抓住它，于是我去找了珍妮弗，她总是能帮我，在每周同一个时间。

一开始跟珍妮弗见面时，我偶尔还会哭整整五十分钟，说的话少之又少。她在一旁倾听，总是表露关切。她问我跟保罗是怎么认识的，一点点，我开始从恐慌的迷雾中走出来，有了一些清晰的想法。

——回想跟保罗的第一次见面还挺有趣的，在那之前，我怎么也想不到我们两个会在一起。他身上的两个特点让我印象深刻：第一，他很矮——呃，是有点矮吧——而且他超重，与我想象中的不一样。我认识他的妻子，她是个漂亮的女人，我还以为她的丈夫也会同样好看；第二，保罗出人意料的善良。我们被邀请去他家参加一次晚餐派对。我当时还在哺乳期，赛门刚刚三个月大。我需要给他喂奶，哄他睡觉。保罗去了楼上，帮我找了一把舒服的椅子，还在床中间给赛门做了一个"小窝"，用枕头把它围起来，这样他就不会滚下去了。

——所以，你注意到了他很细心，他明白你的需求和孩子的需求？

——是啊，我真的很感动。那天傍晚，我感觉到我们之间有一种联系。派对上有一个人是公共医疗部门的高管，一个自傲的男人。他不停地讲他打过交道的政府官员，对此大肆炫耀。保罗有一本相册，里面全是他法国房子的照片。所有人都看了这本相册，只有我一个人是真的感兴趣。保罗看到我感兴趣似乎很高兴。我记得我们看相册的时候，他在我这边桌子坐下，看着我从头到尾翻了一遍相册。

——所以，你也正好对他在乎的事敏感？

——是啊，我当时没有那么想，但大概是这样的。我觉得这种情绪上的联结，或者说敏感度肯定让我们对彼此印象深刻。五年后，我们都跟自己的伴侣离婚了，然后跟彼此结婚。

我跟她讲述这段故事的时候，陈年的愧疚感再次浮上心头。我本以为她会像其他人那样为此另眼看我，但她没有。

几周过去了，我给她讲了很多我跟保罗的故事，讲他离开后我的孤独和焦虑。大部分时候都是我在说话，她说得不多，即使说话的时候，用词也很简洁——去除杂乱的东西之后呈现的精华，对我来说重要的东西都在里面，她给我无法名状的那种恐惧定了性。

——你怀念有一个能跟你分享各种经历的人，一个你能依靠的人。

——保罗让你在危机中感到安全。如果出了什么事，你可以依靠他。现在你又遇到了危机，你不知道自己怎样才能感到安全，谁能让你依靠，是这样吗？

这是个好问题，可答案并没有那么简单。不过我很清楚，跟她谈话确实让我好受了些，她说的都是些细小的点，却能让我感觉到有人聆听，有人懂我。我在她面前哭，她一点也没有退却。这太重要了，我不想在孩子们面前哭，担心吓到他们。我需要一个自己的空间，让我能发泄。她从来不批判我，既不回避话题，也不转移话题。她从不会给我建议，或者告诉我一切都会好的。最重要的事实似乎就是，她永远都在，永远那么可靠，每周同一个时间，她总是准备好聆听、真正聆听我想告诉她的话。她给了我她的电子邮箱，征求我的允许后才给我的全科医生写信，告诉他我的状态有多不好。我被她的温暖和关切所包围。在这场席卷了我全部生活的暴风雨中，她是我坚定的锚。就连她楼下的衣帽间都是一个平静的天堂，薰衣草味的香皂、软软的白色擦手巾。我喜欢跟她谈保罗，她不像我生活中的其他人那样刻意避开这个话题，因为他们害怕让我伤心，或者不知道该说什么。他们不知道，我其实满脑子想的都是这个，每时每刻，我只想谈他。

羽毛也成了不停出现在我生活背景中的一个元素，它给我带来平静。有时候，我会在路上看到一根羽毛挂在路边的灌木丛中；有时候，会有一根羽毛挂在我汽车的天线上，或者我的雨刮器上；有时候，我发现几天前就放进包里的羽毛重新出现。我无法解释我为什么这么在意它们。我只是有种模糊的直觉，觉得它们跟保罗有某种联系。

保罗去世前的四个月，我们一起买了一辆房车。这是一辆巨大的六座房车，左手驾驶，我们给它取名利奥，名字灵感来自车牌号。我们打算开着它环游欧洲，退休后更是要一起来一次长途旅行。保罗太爱这辆车了，他花了很长时间给车装上高端音响系统，我有时会看到他很晚还在花园里边听CD，边调整车的布线，或者整理橱柜，为我们计划的西班牙复活节之旅做准备。保罗去世的时候，我们才开着房车外出过三次，两次是去新福利斯特，还有一次是去多塞特郡。

保罗去世后的几周里，我每次从厨房抬头向外看，都能看到利奥"阴沉"地停在那里。我知道我必须把它卖掉，我一个人无法保养这辆大车。保罗不在了，我也对旅行失去了兴趣。但是卖房车这事从哪儿下手呢？我毫无头绪，一想到这事我就会因焦虑而心跳加速。我不清楚利奥的性能，在网上搜索一番也没得到什么答案，也不知道应该要什么价。然后，我想起来卖车给我们的那对情侣。我们只见过他们一面，不过他们人挺好的，是在M3公路上做车队服务的。我们还跟他们和他们的幼子一起挤在房车的小桌子旁，喝了一瓶葡萄酒，敬过去与未来的假期。我决定给他们发一封邮件，问问他们的建议。他们立刻就回复了，保罗的事让他们震惊，他们不光愿意帮我卖车，还提出了联系当时跟我们一样想买利奥的一个威尔士人，问问他是否还有兴趣。威尔士人依然有兴趣，于是我把这对情侣和这个来自阿伯加文尼的男士一起请来吃午饭。

我们选定的那一天刚好是赛门十四岁生日，但我们决定推迟派对，先谈生意。结果发现，我并不需要做太多，只需要做些三明治，泡些茶。车队一家的男主人直接进入角色，解释起利奥精密的发动机，他妻子则展示了车的储存空间、睡眠空间、烹饪工具，威尔士人相当满意。没一会儿，他就跟着我去了商业街，从他的账户里取出几万英镑现金，转进了我的账户，那是网银普及之前最快的转账方式。

完事后，我看着利奥的尾灯消失在前门，突然感到一种难以名状的孤独感。走的不光是保罗的爱车，还有我们一起想象过的壮丽未来。在这下着毛毛雨的一天，留下的只剩利奥占领了六周的干干的石子地。我盯着这片干燥的地面，看到两块石头之间夹着一根白色羽毛。我把它捡起来，摸一摸，放进我的口袋里。它的出现刚好堵住我即将决堤的眼泪，激起一丝热情，让我有能量面对生日派对上的礼物、蛋糕。

我没有告诉珍妮弗我一直看到白色羽毛的事，也许是因为我不希望这种幻觉被打破。我不知道它们到底有什么意义，但我不想让它们消失。这好像很疯狂，可它们给我带来一种距离感——保罗很近，还能稍微安抚我几乎无法摆脱的焦虑感。不过有一天，我把蝴蝶的事告诉了珍妮弗。

——保罗去世前的几周，赛门期中考完试后跟着他最好的朋友一家人去葡萄牙度假。他回来的那天我在外面吃晚饭，是保罗去接的他。保罗给我发了一条短信，这条短信我现在还留在旧诺基亚手机上。我清楚记得短信的内容："疲惫的男孩安全到家，吞掉了巨大的三文鱼蛋黄酱三明治，现在已经上床睡熟了，××××。"赛门从葡萄牙给我带了礼物回来，第二天送给我，礼物用面巾纸包着，是三只不同大小的陶瓷蝴蝶：一只是阳光黄色，一只是绿松石色，一只是大地红色。这些年来，孩子们送了我很多礼物，都是在廉价的小纪念品商店买的，如果不是孩子们送我的，我可能会直接将其扔进垃圾桶。保罗和我商量了很多次该把它们放在哪里，最终决定放在厨房对开门旁边那一小段墙上。保罗去世的前一天他还拿着工具、踩着梯子，把这三只陶瓷蝴蝶一只一只挂在墙上。

我想着此刻依然挂在墙上的蝴蝶，忍不住哭起来。我告诉珍妮弗，一想到它们可能会被摘下来，我就会被严重的焦虑裹挟。珍妮弗说，这些蝴蝶能让人想到保罗，也许还代表着我的三个孩子，还有他怎样帮我抚养了他们。无法忍受蝴蝶被摘下，是因为无法忍受保罗离开我的生命。

那之后的一周，我到珍妮弗家的时候发现她的门铃坏了。门上的一张纸条说，来访者要去后门按另一个门铃。朝着后门走去，我注意到花园里有一张蹦床，原来她有孩子啊！我从来没想过这一点。想到这儿，我感到一种尖锐的情绪，是什么呢？羡慕吗？羡慕她的孩子有一个温柔和蔼的妈妈？嫉妒吗？嫉妒她的生命中还有比我更重要的人？可是知道了这一点后，她的身份在我心里多了一种给人安慰的感觉。我知道她也是位母亲，她的蹦床款式甚至跟我们家的一样。

我没有跟珍妮弗提起蹦床的事，但它好像让我们之间的联结更强，我注意到自己开始期待每周跟她的见面。她从来不跟我提话题。谈什么都是我决定，可是不管我决定说什么，她都能找到一个突破口，将谈话的内容跟我当前的焦虑联系起来，而且说的话都很有用。比如，我跟她提起我的西班牙朋友玛丽，她住在巴塞罗那，每年会来这儿住一个月。她的丈夫佩佩在保罗去世的十八个月前死于车祸。保罗和我还有儿子们当时在西班牙，跟他们住在一起。那件事太让人震惊了，但保罗以他一贯的冷静掌控了局面，照顾玛丽和我们，以最有秩序的方式处理所有人的难过。

——保罗帮了玛丽很多。他特别在意她。我们都是。

——所以你在想，这时候有谁来帮你呢？保罗去世了，谁在乎你呢？

——玛丽人特别好。她一听说保罗去世的消息，马上飞来英国。我们都没想过同样的事也会发生在我身上，这才过了十八个月啊。

——那玛丽现在有陪你吗？

——嗯，有的。

——但她人还在西班牙。

珍妮弗安静地坐着，一言不发。不过之后我意识到，当然了，她肯定在陪着我啊，在我遭遇最严重危机的时候。

不久后，我做了个梦，这个梦我也告诉了珍妮弗。我坐在她的诊室里，两个女孩走进来，坐在地上开始玩，我想这应该是她的女儿。她们十分可爱，虽然我坐下来跟她们一起玩，心里却很烦。珍妮弗问我是不是因为其他人占用了她和我的时间而烦躁，也许是她的家人，也许是其他来诊室的来访者。确实是这样，在她跟我的谈话时间里完全占有她的注意力能给我一些宽慰，我不想跟其他人分享她。我意识到，我开始依赖她。在很多方面，我太过于依赖保罗，而现在我开始依赖珍妮弗帮我厘清过去发生的一切并克服它们。保罗去世后第一次生日的前几天，我又开始抓狂，像是被丢回了绝望之海。你一生的挚爱突然去世，你还怎么继续呢？他就那样被抹去了，完全不存在了。无条件相信你的那个人永远都不在了，不会再支持你了。这种痛苦到底该怎么承受？我知道还有家人、朋友、珍妮弗。但这些真的足够吗？情绪的跷跷板在绝望和脆弱的希望之间摇摆不停，让人心力交瘁。我告诉珍妮弗，保罗的最后一个生日是2005年7月7日，那天也是恐怖分子在伦敦引爆炸弹的一天。那天保罗在西区工作，听到了爆炸声。他没受伤，但这场灾难是否预示了他七个月后的遭遇呢？

等待我的还有另一场灾难，只是我当时还浑然不知。

榴弹时刻。生活的齿轮正常运转着，突然，

没有任何预兆，它爆炸了。

——《心碎手册》

〔英〕凯茜·伦赞布布林克

榴弹时刻
Grenade
Moments

第三章

保罗去世前不久的一个周末，我跟他一起去看了我的女儿艾米丽，她当时在上大一。我们住在市中心的一家廉价酒店，房间在四楼。半夜里，消防警报响了。我们还以为要撤退，我慌张地从床上跳起来，把隔层床单裹在身上，我记得保罗说"这还挺适合你的"。他光着身子躺在床上，大笑着。幸运的是，警报是虚假的，现在它在我心里成了另一个预兆。消防警报的事不说，我们跟艾米丽和她朋友在一起的时光还是挺愉快的，逛一逛古董店和旧货店，在学生餐厅里吃饭，在公园里散步。

保罗走后几周，艾米丽和我又在学校的一家餐厅吃饭。餐厅里满是年轻人，窗户上起了雾，聚成水珠落了下来。我忍不住想起，上次我们来的时候保罗也在，可现在他不在了，他再也不会来了。我放弃了在孩子们面前强忍泪水的决心，我实在忍不住了。我们离开餐厅时，排山倒海的悲痛依然没有退去。回艾米丽宿舍楼的路上，我们一路走到尽头，进了一个公园。我们一起踩在草坪上，我低头一看，发现草坪完全被白色羽毛覆盖，就像地毯一样。我被吓了一跳。这个地方现在在我心里和不祥的预感关联上了，保罗是感受到了我的难过吗？他是在安慰我吗？在他刚去世的那几周，羽毛的出现非常频繁，他是在我最难过的时候试图跟我交流吗？

现在保罗已经去世七个月了，但那种不祥的预感几乎如影随形。我坐在餐桌前，跟他的两个儿子一起点着蜡烛吃晚餐。这是十月初，傍晚刚刚来临。这个傍晚并不安宁，他们是特意来谈保罗的遗产的——这个话题对重组家庭来说总是很困难——所以气氛已经很紧张了。

电话响了。

"嗨，是我。"是我的妹妹，但是我们姐妹几个声音都很像，我也弄不清究竟是谁。我猜这是安妮，正在车里给我打电话。爸爸在开车送她和妈妈去医院，这是计划好的。

"妈妈在我旁边。"她说，"她去看了咳嗽的毛病。她有话跟你说。"

我的心怦怦直跳，这太反常了。妈妈从来不在车里打电话，她讨厌用手机打电话。"嗨，凡妮莎。"她总是叫我的大名，从不叫小名，总是用那种略带指责的语气。

我做好心理准备了。

"我刚刚确诊了肺癌。"妈妈说，"晚期了，要是去治疗，还能多活几周，但我不想治疗，我要回家。"妈妈说话向来不拐弯抹角。她八十八岁了，还是位医生，心里想什么就说什么——说的话经常让周围的人震惊不已。我们的关系紧张了多年，而此刻我不知道该作何回应。

我听到自己说："哦，不，太可怕了。你确定吗？有多糟糕？"

她肯定是听出了我的紧张，于是开始安慰我。她说她是个老太太了，这辈子过得很好，不想经历癌症治疗的痛苦，被剥夺自尊。她毫不怀疑，她的决定没错。

我说我周末就开车去看她。我一放下电话，就大哭起来。我很震惊，为我们多年不合而感到遗憾，渐渐意识到我即将又失去一个亲人。保罗的儿子很尴尬，不知道该做些什么。他们很快就找借口离开了。他们走了对我来说是好事，这样我就能毫无拘束地哭了。谢天谢地，关于钱的尴尬谈话提前结束了，至少暂时是这样。

接下来的八周里，布莱欧妮和我每周末都会驱车四个小时去德文郡北边海岸的偏僻小村庄。我们在车里谈妈妈，谈她跟爸爸一起退休，搬去西部之后的二十年过得有多苦。多年来，妈妈经常发誓要坐火车来看我们，说她想我们了，但她其实很少来，来的时候也是身心俱疲，容易发脾气。她从没有对她的孙辈们表现过感兴趣，从来没去看过学校排的戏剧、演唱会、运动会，作为祖母表示一下支持。作为一个七八十岁的老人，从德文郡到伦敦周围确实不容易，布莱欧妮和我却还是因为这事感到受伤，好像被她抛弃了一样。

母亲在病危的最后时光便是变了一个人。她没了从前的坏脾气，不再因为爸爸做了什么、没做什么而不断埋怨他。一开始，她坐在房间的一把椅子上，但是不久后，大部分时间她就得卧床了，仿佛在卧室里"执掌朝政"。她靠在枕头上微笑着，甚至可以说心情愉快地看着人来人往。她确实一向很爱成为焦点的感觉，好多人——邻居、德文郡的朋友、老同事、几个童年好友——来跟她道别，而她的狗不停地在她身边上蹿下跳。我们躺在她的床上，一起喝葡萄酒、听电台、计划她的葬礼。

她越来越虚弱，我们帮她洗澡、梳头发、用冷水帮她润唇。在一个可怕的夜晚，她想自己走到卫生间，结果摔倒了。我们在厨房里听到一声巨响，跑过去就看到她身穿睡衣趴在地上。我被她那一刻的样子震惊到了，那么弱小、那么虚弱，而她平时是那么气愤、有力量。她告诉我们不想让我们在最后的日子里难过，我们必须给她足量的止痛药。我的几个姐妹都同意，时候到了，我们就向片区护士申请止痛泵。这对我们三个来说是非常私密的一刻，我们在厨房里站着，三人紧紧相拥，一起做了这个决定。我们都觉得爸爸不应该参与这个决策。那天晚上我们开车离开时，布莱欧妮和我都知道这是我们跟妈妈见的最后一面了。

三天后，早晨六点半电话来了。爸爸说妈妈在凌晨去世了，他等到合适的时间才给我们打了电话。布莱欧妮和我在点完咖啡之后就回家了。卧室门开着，妈妈躺在床上，她的狗依然在她身旁上蹿下跳。我走进去摸了摸她的脸，已经冷了。她的容颜看起来多了几分棱角，显得更加凌厉。安妮在她床边点了一根蜡烛。妈妈在床上躺了一整天，片区护士过来帮她梳洗完成重新让她躺下。安妮也帮了忙，但我做不到。整整一天，我们出去吃饭、喝咖啡，还去遛狗，她就那样躺在敞着门的卧室里，谁都可以看到。到了傍晚，太阳落山了，送葬人来了。他们开着一辆普通的客货两用车，操着浓重的西部口音，像是附近的农夫。他们把妈妈装进黑色的塑料尸袋里，拉上拉链，把她抬到停在外面的车上。我觉得这太可怕了，就像把一个大垃圾袋拿出去等待回收。我站在昏暗老旧的厨房里啜泣着。妈妈是带着自尊去世的，这是她给我们几个女儿的一份礼物，也是我们应该努力的目标。这次白色羽毛并没有出现，后来的很长时间里，我没有再为她的去世哭泣。

妈妈在圣诞节前去世，这也是保罗走后我的第一个圣诞节，而我有三周不能进行心理治疗了。我感到珍妮弗有些紧张，她要去度假，不过她告诉我，要是感觉不好就给她发邮件。我给她发了一份邮件，只是告诉她我圣诞节过得还好。有时候我感觉还不错，更有掌控自己人生的感觉了。我想，我的好转有一部分要归功于我明白有人会接受我的一切——所有骇人的悲伤、痛苦，这一点毫无疑问。她是个容器，我能把所有裸露的情绪倒进去，让它们远离我的孩子们、朋友们。他们不懂得该如何面对我的情绪，这也可以理解。她对我的意义不在于她说什么，因为她不怎么说话，而在于她在那儿，每周都在，不论我对她说些什么。我想谈保罗多久就谈多久。谈起保罗，我还是有一种强烈的需求，知道有人愿意倾听对我来说是一种巨大的解脱。她不会小心翼翼地避开这个话题，而是帮我回忆我对保罗的感觉，不知为何，这个过程让人安心。

新的一年开始得并不好。赛门和我被他同学的母亲邀请去参加一个派对。我决定挑战自己，一定要去，即使派对上我一个人也不认识。派对上孩子们很快去了楼上。这个夜晚还好，跟陌生人在一个陌生的厨房里聊天，但是一到午夜，我就成了孤家寡人，周围所有的人都在跟别人接吻、拥抱。我感觉孤独极了，开始在这群陌生人面前哭泣。我忍不住，我无法承受。我就是不懂，没有一个人可以拥抱的生活有什么意义。

终于再跟珍妮弗见面的时候，我松了一大口气，我不能拥抱她，但我很确定她在乎我。

一天晚上，我梦到自己跟布莱欧妮一起坐火车。我们好像是去牛津，我很激动。但是火车没有在我们要去的车站停下，很快我开始担忧，因为我不认识经过的车站名了。最终，我们到了德比郡，我知道我们坐过站了，而且过了很远。我的行李全都消失了，就连手包也消失了，当时我慌了，告诉布莱欧妮我要去找保安。当我走到火车最后一个车厢时，却意识到我走不出去。这车厢就像·个无底洞，我快要不能呼吸了。

我给珍妮弗讲了这个梦。

——这个梦吓到我了，我不知道它到底是什么意思。

——这会不会是对你人生的某种隐喻呢？你踏上一段旅行，心怀希冀，可是路上，你丢掉了对你来说很重要的东西。

——我陷入了恐慌。

——也许你是在担心自己的死亡。毕竟保罗死后不久，你的母亲也去世了。在梦中，你感到自己无法逃离死亡。

是啊，这样就讲得通了。经历过这些事之后，死亡对我来说突然有了真实感。

随着春天的到来，保罗去世一周年的日子也越来越近。一个朋友提议，我可以试试网恋。她本意不坏，只是觉得我要是有了新恋情就能分分心，也会快乐一些。我向珍妮弗提起这件事，她没有直接告诉我她的想法，只是说保罗去世还没有那么久，"天涯何处无芳草"，我感到她言语间有种小心和保护欲。多年后，我还记得她当时的用词。圣诞节之后，珍妮弗好像变了。她又要请假，这次是意料之外。她告诉我她得出国，回到她的祖国。这让我意想不到，因为心理治疗师通常不会透露自己的私生活。这让我很焦虑，但我还有她的电子邮箱，而且我现在慢慢重新掌控自己的生活了，离开她一周没有那么可怕——直到这种情况一次又一次地发生，她总是需要出国却从不告诉我为什么，但我的大脑开始超速运转，想象她年迈的父母垂危或者患了阿尔兹海默症。这样拉拉扯扯持续了几周，对她是身体上的折磨，对我是精神上的折磨。她终于丢下了炸弹。

"我们都知道这样下去不行，我必须得搬回祖国，关掉我的诊所。但在你找到新的治疗医生之前，我是不会走的。"

我震惊得不知道该说什么。我刚刚觉得自己一小步一小步地迈回了这个世界，却要连珍妮弗也失去了。所以，这就是凯莉被我抛弃后的感觉啊！怪不得她那时候无话可说，怪不得她又开始暴食了。先是保罗，然后是妈妈，现在珍妮弗也要离开——这对我来说太难以承受了。我也无话可说，完全被恐慌袭击。我几乎无法集中精力听珍妮弗在说什么，但她告诉我，她会给我一些其他治疗师的名字。她说我应该多见几个，直到找到我觉得合适的那一个。然后她写下几个治疗师的名字和电话号码。即使我当时很想把纸条扔在她脸上，我还是一言不发地接了过来，开始找新的心理医生。我又有什么其他选择呢？保罗去世时我在休闲中心里那种灵魂离开身体的感觉又回来了，提醒我无法相信这件事会发生在自己身上。可这件事确实发生在自己身上了，我知道自己必须振作起来，于是我咬紧牙关，去寻找新的心理医生。

我见的第一个女人在电话里冷若冰霜，但珍妮弗告诉我她的名声很好，于是我乖乖开车去了她偏僻的大房子，踩着木台阶上了花园小屋顶层的治疗室。这间治疗室里很冷，她坐在离我很远的地方，让我告诉她我来治疗的原因。我开始细数过去十六个月的各种细节，这一次几乎没有什么感情，因为我既紧张又害怕。她的脸上挂着严肃的表情，一言不发。我泄了气，最终发怒了，因为我知道要为这次咨询和她的"专业意见"付一大笔钱。一个多小时过去了，她才终于开口。她说："我听着感觉你的人生被一次海啸所控制了。"她的语气挺烦躁，可是话语中的重音却好像在强调她说了什么非常深刻的话。这次治疗就这样结束了，她接着谈费用和可预约的时间，但我已经没怎么在听了，只想赶快远离她。

几天后，她的账单来了，但我当时太愤怒了，完全忽视了它。几周后，她又发来一份账单，这次还加了一张冒失的纸条，要求我赶快付钱。我付了钱，但同时也加了一封信，告诉她我觉得这次治疗完全是浪费时间、浪费金钱，我不需要别人告诉我显而易见的事实——我的人生最近被海啸侵袭。不出所料，她再也没联系过我。

我很清楚珍妮弗为何想离开，但我又能做什么呢？我继续跟她见面，但我们的治疗有了一种漫无目的的感觉，我能说的话很少，感到内心麻木而激愤，却无法表达。我脑中"有教养"的一面赢了，我告诉她我觉得很愧疚，因为我让她没办法尽快离开。

我去见的第二个女人完全不同。她不在家里工作，而是在我经常授课的大学旁租了一间治疗室。她叫乔瑟琳，跟珍妮弗年纪相仿，有些许的漫不经心。她的发型更是印证了我的第一印象，几根乱发从她脑后的玳瑁夹子里逃了出来，让我想起了我的经济学老师，她也是把头发乱糟糟地盘在头顶，我和我最好的朋友利兹笑称她的头发为"Ptitsi Nyest"（"鸟窝"的意思，我们戏谑地把英语和俄语结合起来，俄语是我们当时在学的语言）。但她很友好，作为一个咨询师算是比较健谈的，比珍妮弗话多。因为负罪感，我觉得必须让珍妮弗去患病的父母身边了。于是，我心情沉重地同意转移到乔瑟琳那里。

最后一次治疗结束的时候，我起身要走，珍妮弗问我她能不能触碰我。她拉起我的手，说祝我未来好运。她当时身穿一条黑色连衣裙。虽然我满脑子想的都是"你怎么能这样对我"，但我还是说再见、谢谢。我和珍妮弗就这样分别了。

珍妮弗祝我未来好运，可我的未来似乎已经分崩离析。精神分析学家斯蒂芬·格罗斯说："未来不是我们前往的某个地方，而是一个此刻存在于我们脑中的想法……一个能够塑造我们当下的幻想。"而我曾经幻想的未来包括一个丈夫、一个母亲，或者一个在乎我的心理治疗师，这让我又一次想起了我的来访者阿米拉和她的养母玛利亚姆。阿米拉最终被诊断为自闭症，玛利亚姆的生活也发生翻天覆地的变化。我在工作中经常遇到相似情况。保罗去世前，我主持一个父母互助小组很多年，参与者都是被诊断为自闭症谱系障碍的学龄前孩子的父母。这个小组里的父母来来去去，孩子都在参与我们的特殊需求托儿所。这些父母年龄、背景各不相同，他们的共同点就是孩子的诊断以某种方式永远改变了他们的人生。

这个互助小组的见面地点是潮湿的地下室，这里还是员工午餐时的休息室。地下室仅有的几扇窗户外连接着儿童发展中心走廊，所以我们只能永远拉着遮光帘，免得被走廊里的人看到。我跟一个同事一起主持互助小组会议，每周父母们来之前，我们都会尽力把房间布置得温馨一些，把椅子摆成一圈，拿出饼干、一托盘茶和咖啡。我会在上班路上把饮品和饼干买好，因为医疗体系不会给我们提供这种预算。他们提供房间和场所，盛饮品的瓷杯是我们在水槽下的柜子里找到的，这些杯子还挺漂亮：精致小巧的茶杯和茶盘，印着橘色和黄色的花纹，在这简陋的环境里显得格格不入。我现在还能回想起来互助小组的明星、破坏者，还有他们对自己情况的不同反应。

凯瑞是个性格活泼的年轻妈妈，有两个年幼的儿子。她先把大儿子送去学前班，然后推着沉重的婴儿车走上疾控中心前面的缓坡，经常气喘吁吁地迟到。她的小儿子托比长相惊人的好看，鼻子上有小小的雀斑，你要是试图跟他对视，他就会左顾右盼。凯瑞经常一个人来参加托比的评估会，她告诉我们她的丈夫在伦敦工作，没时间跟她一起来。她知道托比在做自闭症评估，却拒绝去想可能的结果。

她一遍又一遍地告诉我们："托比很好。他一直是个安静的男孩，喜欢跟哥哥玩，他没有给我们造成任何麻烦，也没像自闭症儿童那样甩手转圈啊。"托比确实是个听话的孩子，中心的员工们很快就喜欢上了他。他轻易地融入了托儿所，但是他在托儿所玩耍时的孤立也迅速显现。他只在需要帮助的时候去找成年人，对跟其他孩子玩或者参与老师组织的活动不感兴趣；要是让他一个人待着，他就开心。

几周的评估过后，我们的团队将托比评定为自闭症，我和另一个同事接到了通知他的父母的任务。虽然托比的父亲也被邀请来参加这次会议，但还是像往常一样，凯瑞一个人来了。她似乎跟平时一样雀跃，但我注意到她在不停地握拳、松开。我们回顾了评估中的细节，解释了我们在托比进行的每项活动中寻找什么。

快到给出诊断结果的时候，凯瑞却先发制人，说出了她害怕我们会说的结果。"你们跟我说什么都可以，但请不要告诉我他有自闭症。"她说。

"我们知道这不是你想听到的结果。"我答道，语气尽量温柔一些，"但我们必须跟你坦诚。"我们继续说出了自闭症的诊断结果和我们给出结果的理由。

她的脸上突然没了色彩，僵硬地坐在椅子上，双拳紧握。"不。"她说，"这不可能，这不可能。你们肯定是搞错了。"

我们又阐述了我们和托儿所员工观察到的事实。我的同事话说到一半时，凯瑞突然爆发了，她向前一靠，脸皱了起来，放声大哭。这段回忆在我的脑海里格外清晰。她双手抱头，长长的浅色卷发倾泻在脸前，扔掉一张又一张湿透的纸巾，无法开口说话。她哭了整整一个小时，片刻没停。我们很难再说任何有意义的话了，只能安排第二天再跟她见面。第二天，她冷静了一些，谈了许久，说她怎样失去了想象中的跟托比的生活，还觉得想象中的那个托比消失了。

"他是个快乐的孩子。"她说，"所以我无法理解这件事。我总是觉得他以后会跟哥哥一起上学，会有朋友，会长大，去上大学、结婚、生子。可现在这一切都没了。"

我和同事安慰她，托比还是托比，还可以有一个光明的未来。可这些安慰没有什么用，之后的日子里，凯瑞还是那样整日悲痛欲绝，泪眼汪汪。她还没有把托比的诊断结果告诉她的丈夫，她觉得这一切太难说出口了。

"他不会接受的，他肯定不会。我不知道该如何告诉他——我做不到，做不到。"

跟他人分享孩子的自闭症诊断结果伴随各种难题，不论对方是家人还是外人，这是父母互助小组经常提到的话题。我们想，凯瑞肯定能从有相似经历的家长身上得到一些支持和帮助。于是我们鼓励她加入小组。一开始她并不乐意，几周后才同意来。她参加第一次会议时就遇到了珍。珍的儿子查理比托比稍大一些，是几个月前被诊断为自闭症的。珍是个身材结实的矮个子女人，黑发剪得很短，圆圆的脸上总挂着微笑。她听说查理的诊断结果后，反应跟凯瑞完全不同。她立刻就接受了结果，显得非常平静。

"我早就知道他有些不对劲，所以有了诊断结果对我其实是一种解脱，至少我知道那不是我的幻觉了。"她告诉我们，"不过说实话，这对我来说没什么区别。查理得到诊断结果前和有了诊断结果后是同一个人，我对他的爱同样多。"

珍给了凯瑞一次完美的入组介绍，哪怕是我们设计好的介绍内容都不可能这么完美。凯瑞紧张得发抖，一踏进房间就开始哭。我们把她介绍给大家，告诉小组其他成员，她的儿子最近才被诊断为自闭症。其他家长说了些安慰的话，不过只有珍直接走了过去，在凯瑞旁边坐下，用一只手臂揽住她。

"我也为查理哭过很久。"她说（我们之前都不知情），"但那是很久以前了，在我一开始发现他不对劲的时候。那时候，我花了好长时间假装我错了，假装他以后会好的。但内心深处，我知道他不会的。我拿他跟其他孩子比较，我能看出他就是不太一样。"

珍说这些话的时候，凯瑞的啜泣渐渐缓和了，她在认真听。她问道："你都注意到了哪些不一样？"

"嗯，这很难描述清楚。"珍说，"但有一件事一直在我脑海里挥之不去。他大概两岁的时候，有一次在跟表哥表姐们玩……或者说，他表哥表姐们在玩玩具，玩得很开心。而查理只是蹒跚着走开，坐在电视机前。后来想起这件事，我才意识到他从来都不喜欢跟其他孩子玩。"

凯瑞坦白道："我一开始还以为托比是耳聋，我叫他名字的时候他从来都不理，所以我以为他听不到。"她停顿了一下，泪水再次充满眼眶，"现在我知道他并不是聋了，而是自闭症。这才是我喊他而他不理我的原因。"

她能在刚认识的一群人面前承认这一点就非常勇敢，珍也马上鼓励她继续说。

"我知道，这很难。但重点是，查理并没有改变，不会一有了诊断结果就变成另一个人。他还是我可爱的孩子。他现在在托儿所，九月就要去上学了。有人在帮他，他也有进步。"

"你是说，他要去上普通学校吗？"凯瑞问道。

"是啊。有专人负责每天在学校照顾他几个小时，而且他是跟普通孩子一起上课。"

我们已经尝试了好几次跟凯瑞谈这些了，但从另一个同样境遇的妈妈嘴里说出来，这个信息的意义就不同了。她抬起头来，开始为托比想象一个不同的未来，我能看到她眼中闪过一缕希望的光。这是两个妈妈之间互相扶持的长久友情的开始，她们都持续为互助小组做出积极、热情的贡献，直到她们的孩子去上学。

小组的工作并不总是顺风顺水。有时候管理小组很难，媒体总在报道什么风疹疫苗跟自闭症之间的联系。我们小组里有一对父母对此格外愤怒。他们受过良好的教育，穿着时尚。奥利维亚是他们的大女儿，虽说相较于男孩来说，女孩很少被诊断为典型自闭症，但他们还是接受了奥利维亚有自闭症的事实。可他们研究之后，声称奥利维亚在接种风疹疫苗之前并无异样。

"奥利维亚接种风疹疫苗之前完全正常。"他们总是说，"她就是个正常的宝宝，会对我们微笑，会挥手说再见，都开始学说话了。"

他们还拿出奥利维亚小时候的视频来佐证，坚持让我们看视频，把视频分享给负责评估的团队。

"她接种疫苗的当天就发烧了，之后病得越来越厉害，整个人都松垮了，这明显就是疫苗搞的。那群浑蛋！存在这么显而易见的问题，他们怎么敢说这疫苗是安全的？"

他们铁了心要起诉疫苗的生产商，还想让我们帮忙作证。他们的怒气主宰了整个互助小组：每周，他们两个都会怒气冲冲地大步走进来，要求其他人支持，其他人不积极的时候，他们还会责怪那些人。

"得了吧，你们知道我们说得对。你们到底有什么毛病？怎么能让自己的孩子被那些浑蛋这样伤害，还袖手旁观？"小组其他成员原本平静的周五早晨就这样被喧哗入侵了，他们有些被吓到了，茫然不知所措。我和同事们的立场就不同了，被夹在两种对立的观点之间。我们知道，也经常在小组讨论中提到，这些父母在孩子得到自闭症诊断之前也总说孩子失去了某种技能，而风疹疫苗接种的年龄刚好是语言技能迅速发展的年龄，所以语言技巧的发育延迟很容易怪罪到疫苗上。我遇到过很多认为风疹疫苗造成他们孩子发展滞后的父母，不光是在这个小组里。从另一方面来讲，这个小组的目的就是给父母们提供支持，不论他们持着怎样的观点。于是，我们必须让奥利维亚的父母表明他们的观点。

最终，在一次气氛特别不好的小组讨论中，我的同事忍不住说出了我们两个一直以来的心里话："我在想，你们对疫苗生产商的愤怒是否是一种情绪转移呢？是不是以另一种方式表达你们对奥利维亚自闭症诊断结果的愤怒？"

他们的反应是震怒。"你怎么敢这样说？你们都是一伙儿的。你们都是医疗体系掩盖事实的参与者，蛇鼠一窝。"就这样，他们冲出了房间，还用力摔了门。

一周后，他们回来了，这是意料之外的，也许他们多少听进去了我同事的话。他们似乎更投入了一些，却一直保持着对我们的不悦。小组其他人都帮我们解围，尤其是珍。珍说："人是不能改变了。生气能帮到奥利维亚吗？你们无法改变已经发生的事。对自己好一点，对她好一点。你们必须停下了，把精力转移到眼下，给她最好的。"

敌意并没有就此消失，但他们更关注奥利维亚了，也更加融入其他父母中。直到奥利维亚上学前，他们都坚持参加小组活动。

杰克的父母也相信杰克是被风疹疫苗毁掉的。我第一次见他们的时候，他们带杰克来做评估。当时杰克刚刚两岁，他跌跌撞撞地走进房间，径直走向暖气。他的拳头里握了一颗小石头，他用小石头刮暖气片，来来回回，一遍又一遍，发出一种让人受不了的刺耳的声音。我试着用玩具分散他的注意力，可就连发光和放音乐的玩具都没效果。他父母已经放弃管他了。

"他不喜欢玩具。"他们说。

我问他父母他有没有喜欢的东西，他妈妈从背包里掏出一袋薯片，她稍微揉一揉薯片袋，杰克就从房间另一边跑了过来。就这样，薯片成了评估他行为的关键。我们只在他配合时给他一片薯片：坐在桌前、看我、看玩具等。这次评估很艰难，比起我或者玩具箱，杰克显然对自己的事更感兴趣。评估结果显示，杰克不光有自闭症，还有严重的学习障碍。他父母平静地接受了这个结果。他们是一对欢快、亲昵的夫妻。他们对杰克的爱无法衡量，他们要用尽一切力量保护他、培育他。

"我们知道他有自闭症。"他们说，"这不是什么新奇事。我们知道是风疹疫苗的问题。这对我们来说没什么不同，他还是我们的儿子，我们爱他。"

他们开始参加父母互助小组时，总是积极发言，甚至有时候太过了，因为他们两个人都健谈。我们得知，他们经营着一家肉铺，爱聊天的习惯肯定是在这些年开店的过程中养成的。他们跟奥利维亚的父母一起激动地抵制风疹疫苗。杰克的父亲认识"上面的人"，说要代表这些家长和其他有类似经历的家庭发起请愿。他们在其他父母难过或者遇到孩子的行为问题时表示鼓励，非常支持。他们从没有说过针对杰克的气话或者贬低的话。后来有一天，他们大步迈进小组会议，宣布他们发现了治愈自闭症的方法。

这对自闭症儿童的父母来说不是什么新鲜话题，他们中也有不少人会尝试听说的各种治疗方法，大多是他们从报纸上、网上读来的。大部分治疗方法甚至完全没有科学依据，通常包括奇怪的食谱或者保健品，它们都被视为能够减轻自闭症症状的药品。这些家长想要尝试任何能帮助孩子的方法，这可以理解，就连珍对此也没有拒绝。有一天，她承认她给查理服用鱼油有几个月了。

"我觉得好像没有什么效果。"她说，"但这对他也没坏处，所以吃吃又何妨呢？"

杰克的父母认定自己的发现意义很大，对孩子的现状肯定能有所改变。他们读了关于ABA（应用行为分析法）的文章，这是一种在家学习的密集行为训练，将行为分成零散的简单祈使句，然后每天用几个小时，向孩子教授这些行为。该理论的倡导者称，这种方法可以"治愈"自闭症，文献中有不少例子说明这些孩子经过该方法的治疗后，能够去上普通学校，社交技巧有显著提升。我知道那篇文章里也有很多自相矛盾的地方，不过杰克的父母对此不以为意。他们下定决心要采用这种方法。几周后，他们找到了一个专门做这个的老师，开启了家庭教育计划，我决定去他们家看一看他们的治疗效果。

这时候，保罗已经去世了。杰克的父母并不知道这个消息。他们知道我"休假"了几周，他们的注意力一直都放在安排杰克的新家庭疗法上，已经不去参加父母互助小组了。

走进他们家对我的冲击很大。他们住在一个贫困居民区，这一片的房子都差不多，他们的家平淡无奇。不过一进前门，他们的家就跟周围邻居的大不相同了。客厅里没有家具，只有一台笨重的电视机放在房间一角结实的储藏柜上。电视开着，音量很小。此外，还有一套破烂的沙发和几把扶手椅。整个客厅没有其他家具了，没有地毯、照片，没有任何桌子。墙纸有多处破损，墙上靠近地面的部分有不少涂鸦。暖气上有深深的划痕，大概是杰克用他最爱的那块石头划的。杰克的父母非常热情地欢迎我。不知他们是否注意到了我看到他们房子糟糕的居住环境时惊讶的表情，反正他们并没有说出来。他们激动地给我展示他们给杰克打造的家庭教育区。这是一间逼仄的小房间，房间里也没有什么家具和装饰，只有一张红色的塑料儿童桌，桌子两边分别摆着一把塑料小椅子。这就是杰克每周三十五个小时在家上课的地方。那天早晨，他的老师带他去了附近的托儿所，去谈托儿所开设的课程和去上托儿所的时间，所以当天他们并不在家。

我们进了客厅，坐下喝咖啡。杰克的妈妈说咖啡对他们来说是极少享受的奢侈品，因为杰克在的时候，热饮会给他造成危险。他们继续谈起上次见面后这几个月的生活。大部分时候都是杰克的妈妈在说话，她说话很直白，时而让她的丈夫确认她所说的话。"杰克的情况越来越糟糕了。他不听我们的，我们要是让他做什么事，比如去睡觉或者准备出门，他就会大发脾气。我们试过了跟他来硬的，他就会踢啊、挠啊，甚至咬了我们好几次。现在出现这种情况的时候我们也不好制服他了，他劲儿变大了。最难的是……"她犹豫了，瞥了一眼丈夫接着说，"他开始把手伸进纸尿裤里，把自己的大便抹在墙上。"

我完全不知道他们的情况居然如此糟糕。他们从没有在父母互助小组里描述过杰克有这种行为，两个人都表现得并不那么在乎。我开始追问他们杰克最糟糕的时候做过什么，他的爸爸打断了我。"你不需要关心这些。"他说，"他的家庭教育老师会解决的。控制行为是杰克课程的一部分。"

他的妻子同意道："他要学说话，还有拼图什么的，还要学跟我们合作。我们也在参与他的课程，了解老师教他的进程。"

他们太热情了，让我感觉针对他们所说的提出质疑不太合适。可我还是注意到打开的电视。杰克的爸爸突然站起来，把电视音量调高了，电视里播放的内容是提倡为七月七日伦敦爆炸案默哀两分钟。

"希望你不要介意。"他说，"我觉得纪念逝去的人很重要，他们的家人太可怜了。"

我们沉默地坐着。我被情绪所席卷，没过几秒就泪流满面。我低着头，泪水滴在了放在腿上的笔记上，墨水晕染到了纸的边缘。这天是保罗的生日，也是我第一次在没有他的情况下度过这个日子，珍妮弗很清楚我一直惧怕这一天。我太为保罗伤心了，也为我自己、为爆炸案的受害者、为杰克和他的父母。他们的生活中有太多的挑战，他们失去了想象中的小男孩。可是他们那么冷静、积极地面对这种情况，真诚地相信能想办法夺回被自闭症夺走的一切。这有那么不切实际吗？我能不能从他们的积极态度中学到什么呢？

保罗走后不久，我就开始读关于失去亲人的书。我读到悲伤的四个阶段，有些专家相信失去亲人的人们通常会经历这些阶段。我突然意识到，这跟父母互助小组成员得知孩子的自闭症诊断时的反应有许多相似之处。一开始是震惊和无法接受，很多父母都经历过，尤其是凯瑞，她接受不了自己在此之前设想的未来全被夺走了。然后是悲伤，这一点所有的父母都会经历，只是程度不同；有些人会经历愤怒和厌恶，奥利维亚的父母在这点上表现得最明显，他们一心想找某个人或者某件事来作为怪罪的对象，必须得有个"目标"为他们失去"完美"女儿负责；还有一种情绪是宏大的孤独，有些父母的孤独表现为对"正常"孩子父母的羡慕，还有些父母的孤独则表现为远离无法理解这些经历的亲友们；很少的情况下，一些父母会很快接受，希望继续自己的生活。

我还未失去保罗时组织了这个小组活动，为此读了关于自闭症儿童父母反应的文献。我尽力对参加小组的父母表示同情，对他们的经历多一些理解。但我知道，在他们眼里，我永远都是一个没有残障孩子的专业人士。我对自闭症和当地机构的了解对他们来说是有用的，但只有这些父母才有共同经历，他们才能为彼此提供真正的支持和引导。

保罗死后，有些东西变了，我想起这个互助小组中那种痛苦和失去的感觉，它们不再来自书本，而是深深扎根在我的心里，同时我也感觉到一种挥之不去的深刻的震撼、悲伤、孤独，同时又羡慕婚姻生活正常的朋友们。我能从这些父母身上学到接受的方法吗？我能像其他做到了或者在尝试的人一样，继续向前走吗？

丧亲者通常会有长久的孤独感，友情对这种孤独感几乎没有帮助。社交孤立造成的孤独感可以通过交友和社交活动减轻，但情感上的孤独只能靠一段双方同样投入的恋情来解决，没有稳固的恋情就没有安全感。

——《依恋三部曲·第三卷 丧失》

[英]约翰·鲍尔比

约会难题
The Dating Dilemma

第四章

　　我试图跟乔瑟琳建立联系。首先，换了咨询师后，去咨询的固定时间变了，诊所的地点也换了，我想念穿过乡间风景前往珍妮弗家的路。乔瑟琳的咨询室是从一座巨型爱德华时期豪宅里分割出来的一部分。房子给人一种明亮又轻盈的感觉，天花板高高的、窗户大大的。进了门就是一张摆放鲜花的桌子，我每周都会注意到它的变化。我爱鲜花，这些花很美，但我想它们大概是物业选的，不是乔瑟琳在更换。她告诉我她并不住在这里。乔瑟琳治疗室里的沙发被一张深红色带花纹的毯子盖着，上面摆着常见的编织抱枕。椅子是摩登极简风，我坐的椅子旁边还有一张矮桌子，上面摆着纸巾。乔瑟琳坐在我的对面，我们就这样交谈。我刚开始跟珍妮弗会面时的强烈情绪没有了。跟乔瑟琳的谈话虽然让我感到舒适，却有一种奇怪的剥离感。她头上偷跑的毛糙碎发总是让我分心。我现在有机会更细致地观察她了，还注意到她涂了一层厚厚的亮红色口红。几周过去，口红的颜色偶尔从红色变成荧光粉，还经常有些出界，像化了小丑妆。她的脖子上总戴着素色的围巾或者披肩，不过更吸引我注意的是她身体的另一个部位。她穿圆头平底鞋，中间有一根鞋带，就像我小学时穿的儿童皮鞋一样，多年后我女儿也穿同样的鞋去上学。不过她的鞋不是我们上学时穿的深蓝色或黑色，而是用鲜艳的色彩手绘的，上面有小花、用脚趾跳舞的小人。她有不止一双这种鞋，底色有时候是绿色的，有时候是土黄色的；手绘的小人有时候是粉色的、红色的，有时候是紫色的，但它们无一例外，都有着小孩子作画的那种生机、欢快。我被这些鞋子迷住了，它们让我想起多年前研究过的孩子的画作。我总是在想，这些鞋上的画是不是真的是小孩子画的呢？他们有多大？他们是怎么让颜料留在皮革上的？

我离题了，这也可以形容我跟乔瑟琳相处的体验。我不讨厌跟她谈话，但我从没有想去抽纸巾。我给她讲了保罗、我妈妈的事，讲了珍妮弗离开的事。她倾听着，但我觉得她好像很无聊……或许，是我自己觉得很无聊，因为我还在重复讲这些事，而整个世界都在向前走。还是说，经历了珍妮弗的事，我不愿再跟一个咨询师走得太近，不愿给予他们信任了？

我告诉乔瑟琳，我儿子的音乐老师给我发短信，邀请我去吃晚餐，她突然就有了兴趣。我告诉她有人在跟踪我，凌晨在后门外放下花和红酒，她一下子就被吸引住了。我提到网恋的想法，她激动得快要从椅子的边缘滑下去了。她身上丝毫没有珍妮弗的担忧，更多的是激动和鼓励，猜测一个咨询师的想法并不容易，我也只能猜到这些。

我日常生活的现实却与乔瑟琳的热情大相径庭。保罗现在已经走了一年多，他的存在感减弱了，让人无法忍受的孤独感却加深了。我讨厌没完没了一个人看电视的夜晚，讨厌朋友们都跟其丈夫在一起，而我却落空的周末。我最想念的是有一个人把我当作他生活中心的感觉。大部分日子里，保罗知道我何时在做什么，工作时我们也会一天打几通电话，互相问候。有时候我忙，还会假装觉得他烦人，但其实我很享受这种感觉。这种事现在永远不可能发生了。我的电话总是安静的，只有孩子们出了什么紧急事情才会响。我的朋友们每周或者每月会联系我一次，但是没人知道、没人在乎我每时每刻在做什么，这让我难过极了。但我每次想跟乔瑟琳谈这个时，她都无法提供我想要的理解或安慰。她不让我停留在这种难过的情绪中，而是鼓励我去挑战它们，起床、出门、把生活填满。她的行为透露了她的想法——我跟她讲负面的事，她就少言寡语；我说起可能参加的社交活动，尤其是跟男人有关的活动，她就会鼓励我。

我的妹妹和朋友们也建议，也许是时候"再找个人了"，有个朋友强烈建议我试试网恋。我不太确定，我无法想象找一个人来替代保罗，因为我对他的爱并未消减一分一毫。他死了，但我对他的感情并不会因此改变。想到这么多年后再去谈恋爱，我就感到恐惧。我在想，朋友们催我去找伴侣，是否是为了他们自己？是不是因为我这么抑郁，整日以泪洗面，成了他们的累赘？如果有新的伴侣来照顾我，他们就少了一份负担。乔瑟琳似乎也确信我如果有了新的恋情，就能好受一些。我可没那么确定，但是来自各方的压力这么大，我总觉得至少应该试一试。我想到我的来访者有多么勇敢，他们在经历过那么多失去和失望之后依然愿意面对外面的世界，于是我决定也去尝试一下。

建议我试试网恋的朋友告诉我，网站的选择非常重要。要想遇到一个教育水平更高、政见相合的人，她建议我去"守护灵魂伴侣"网站。我还是不太确定，非常紧张。一个周六的夜晚，赛门不在家，我同往常一样一个人看电视，只有猫狗相伴。这时，我试着打开了电脑。我输入信息：女性，在找年纪相仿，比我大五岁以内的男性伴侣，对方需要住在我家五十千米内。我立刻收到了回应，一页又一页的男人头像突然摆在面前。一开始，我好奇他们年纪有多大。可转念一想，我确实很多年没有找过约会对象了。我也被其中一些人相貌方面的缺陷惊呆了，他们怎么会上传这么难看的照片，还想着有人愿意跟他们约会呢？但其中几个人看起来还不错，我点进他们的主页看，找出他们中没有犯语法错误，条件也还行的。我开始仔细读这些比较有吸引力的主页，却在读了五个之后发现，我必须付费才能看剩下的。

即使有些怀疑，我的兴趣还是被激起了，我想进行下一步，我开始建自己的主页。后来我发现，大部分女人在描述自己的时候都会省略一些真相，而我天真地把自己的情况全说了出来：年龄、情况、兴趣。毕竟，如果这些约会有结果，我希望找到一个真正的灵魂伴侣。我还要起一个网名，我管自己叫"三度"。我确实有三个学历，这也是一个双关词，提到这个二十世纪六十年代的女子组合，跟我年纪相仿又同样喜欢烂俗流行乐的人肯定知道。我找了一张好看的照片，点了提交。我收到的回应惊人的多。每天都会收到新的信息。很快，我的疑虑被打消了。我认真了起来，每天傍晚都花好几个小时看：有些信息相当直白，直接邀请我见面上床；有些则来自相貌让我难以面对的男子，我实在没有兴趣回复。我回应了上床邀请外的所有信息。

我小心地给那些看起来最吸引我的人写回复。再次感受别人对我的兴趣有一种奇异的感觉，让人上瘾。下了班我就急匆匆地回家，赶忙打开笔记本电脑。跟几个不同的人聊起来之后，他们都想告诉我他们的人生故事，还想听我的，这要花很多时间。我打字比较慢，更别说我还要想法子展现自己最好的一面。我不看电视了，赛门以为我把工作带回了家，每天晚上都在加班，因为我已经练就了完美的掩饰技巧，能在一秒内从"守护灵魂伴侣"网站切换到PPT窗口。

几周后，一位网名叫"点金之手10"的网友提议我们见面，这让我一下子慌了。在网上调调情无伤大雅，但是一想到跟网上这些人见面却让我不安。我问了布莱欧妮的想法，她看了一些男人的照片后，跟我一起大笑起来，可她觉得"点金之手10"看起来还不错。我现在已经知道了，他的真名叫克雷格，从事IT工作。他提议我们去一家乡村酒馆，也许还能吃顿晚餐。安全指南说，第一次见面应该在公众场合，这地方听起来足够"公众"了。现在是夏天，傍晚天还亮着，所以我同意了。

到了见面那天，我没法决定穿什么。我告诉赛门我要跟一个朋友去吃晚餐（这是真话）。不出所料，青春期男孩对这个话题没有兴趣，只是嘟囔着表示知道了，然后继续玩他的游戏。我让布莱欧妮不要关手机，而且要一直带在身边。开车穿过郊外的时候，我被源源不断的犹疑折磨：我到底在做什么？我怎么会觉得这是个好主意呢？保罗会怎么看我的不忠呢？（我真的非常、非常抱歉，保罗。我只是去喝杯酒。）他要是很糟糕该怎么办？我要是喜欢他该怎么办？

我开车进了酒馆的停车场，还在因为焦虑而发抖。"点金之手10"说他会在酒馆门廊里等我，我开车路过那里的时候就看见了他。他跟照片挺像的，但比想象的要矮一些，他的穿着实在让我摸不着头脑。他穿着一件深棕色V领毛衣，毛衣中间有三条横线，一条白的、一条黑的、一条黄的。我看了一眼就觉得，我永远不可能喜欢上穿这种毛衣的男人。我考虑要不要掉头走，可毕竟我同意了见面，现在必须面对他。于是我停了车，跟他介绍自己，走进酒馆度过我一生中最无聊的夜晚之一。

他这个人没什么问题，很好相处，喝了一杯酒之后就热情地邀请我吃晚餐。但我们没有任何共同点，我不知道该跟他说些什么。我决定利用我的职业技巧——倾听，让他讲讲他自己。以我的经验看，很少有男人会拒绝这样侃侃而谈的机会，他也没有让我失望，讲了一连串关于他工作的IT公司的无聊故事，然后说他实际上在跟另一个女人交往。

"哦，真的吗？"我问。我冷血地想到，怎么可能？这问题我没有问出口。

"是啊。"他说，"我很抱歉，我应该在提出见面之前告诉你的。"他看起来挺内疚。

我只是觉得松了口气。我说："没关系，我丈夫才去世一年。我也没有想要正式的恋情。"

这下轮到他松一口气了，于是我让他讲讲他的女朋友。他喝了一大口啤酒，接下来的谈话走向突然变得奇怪且无法预料。

"我是在一个个人成长小组遇见她的，这小组在网上打广告。"他说，"我去参加这种活动就是为了认识女人。"

作为心理学研究者，我总是愿意听任何与个人成长相关的话题，于是我让他给我讲讲这个小组。

"这个小组算是试验性的，我们每周在不同的人家里见面，每几周一起去远一些的地方来一次周末假期。"

这下我感兴趣了。"那你们在这种假期里做什么呢？"

"所有人一到就脱掉衣服。不穿衣服的时候，人就能跟自己的身体和解，这效果太惊艳了。"

这是我没有想到的。想到这个穿着大黄蜂毛衣的无聊男人走进一个满是裸体"邪教狂热分子"的房间里，画面很不和谐，我差点大笑出声。我努力保持平静的表情，挨过了晚餐、付账，前往停车场。

拿出车钥匙时，我看到一根羽毛飘落在地上，这肯定是我散步时捡来的，后来忘记了。我坐进车里，为远离"点金之手10"长舒一口气，同时又没有缘由地难过，我边开车边啜泣。这根羽毛让我感到不安，它掀起的思绪旋涡闯进我的脑海：你刚刚在那儿吗，保罗？你看到他了吗？我知道他很糟糕，我永远不会跟那样的人约会的。我想你，我爱你。你为什么要离开呢？

我再一次清醒地认识到现实：我对"点金之手10"这样无聊、奇怪的男人没有任何兴趣。我只想要一个男人——保罗，而他不在这里，他永远也不会回来了。

第二天，我已经恢复了。"点金之手10"早早上线。他觉得跟我共度的夜晚非常非常顺利。你猜怎么着？他跟那个脱衣舞娘女友分手了。他想知道我是否愿意再次共进晚餐。

我不想。就我所知，他可绝对没有什么"点金之手"。

这次出师不利的约会让我对其他约会提高了警惕。这些约会都不值一提，只是给和乔瑟琳还有朋友们的交谈提供了笑料。我可以轻松地讲述这些小趣事，听者也很高兴听到我的近况不错。

可我的内心并没有那么积极，现在的状态让我想到几年前接触的一个孩子。在她的事上，我曾给同事们展示光鲜的报告。我当时在参与一项研究，研究有视力障碍的孩子与父母之间的沟通问题。艾玛那时两岁，天生失明。我被分配去她家做家访，拍一段她跟妈妈相处的短视频。她住在树木茂盛的郊区，房子又大又孤立。她的母亲凯茜把房子打扫得一尘不染。我之前见过艾玛和凯茜一次，那是她们去诊所做初诊，不是正式评估。我们想了解一下在艾玛熟悉的环境里，她们的沟通能力怎么样。

跟许多失明的孩子一样，艾玛的移动技巧发展滞后，她还不能独立行动，而且严重超重。到了她家，我看到她坐在客厅地板中间，断断续续地前后摇晃着哭。凯茜看起来像是为我的到来专门打扮过了：她精心化了眼妆，戴着时尚的眼镜，涂了镜面红唇，穿着衬托臀部曲线的紧身铅笔裙。我注意到一张矮桌上放着一盒玩具，离艾玛坐的位置有点远。

研究指南告诉我，这时候我不能给出任何建议，于是我跟凯茜说了例行的指示："你去跟艾玛玩一会儿，就按你们平时玩的样子。我会给你们一些时间热身，然后我会拍一段十五分钟的视频。拍完后，我们再谈谈。"

这次家访并不顺利。凯茜坐在沙发上靠近玩具盒的地方，把玩具举向艾玛的方向。

她问艾玛："这是什么呀，艾玛？看看这个啊，艾玛。这个不错吧？"

艾玛对任何玩具都提不起兴趣，只在凯茜拿出发声的塑料鸭子时短暂地愣了一下，然后就继续摇晃着哭泣。凯茜似乎僵硬且不自在，十五分钟的拍摄结束后，她长舒了一口气，我都能听到。

她对自己的不适感直言不讳："我不知道怎么跟她玩耍。我在努力，但她感兴趣的东西不多，只喜欢食物，可这样下去她会越来越胖的。"

她的诚实为我们打开了话题。我们谈起如何跟一个有视力障碍的孩子建立积极的、有意义的互动，我用到了我们研究中发现的很多观点。我鼓励凯茜想象自己处在艾玛没有视觉的世界里，试图想象艾玛体验的经历，只有这种经历艾玛才会感兴趣。我教给她一些具体的技巧，让她在跟艾玛玩耍、交流的时候用，还给她留了一份实用指南传单，承诺每周给她打电话了解她的近况。

定期的电话回访体验不错，从第一周开始，我就一直给团队积极的反馈。凯茜很快就决定每天戴眼罩半个小时以此体验艾玛的黑暗世界。她立刻发现，艾玛的感受仅限于她能摸到、听到、闻到的东西，凯茜对我的建议全盘接受。我要求她问艾玛"你拿的是什么"，而不是"那是什么"，她立刻就改了。我建议她用具体的词语来描述物品，比如"圆的""尖的"，而不是"好的"，她建立了能够给艾玛描述玩具和常见用品的"丰富词汇库"。

六周后，我又去她家家访，发现她们的进步很大。这一次，凯茜穿着一身旧运动衫，毫不犹豫地坐在地上跟艾玛玩。艾玛也没有摇晃着哭泣，而是安静地等着跟妈妈玩，听到熟悉的玩具的声音后就伸手。实际上，她还很努力地去抓凯茜放在她伸手可触范围外的发声玩具。我看得出她在一点一点向独立行动的方向发展。我用视频记录下她的进步，真心地恭喜凯茜的努力有所回报，她还在继续进步。

这时候，艾玛该去睡午觉了，我煮了咖啡，坐了下来。凯茜这才告诉我她的真实感受。她边哭边给我讲述她过去两年里的焦躁、失望。

"我怀艾玛的时候很开心，眼前全是希望。你无法想象我听说她看不见时有多震惊。失望根本不足以描述我的心情。我想要的不是一个不完美的孩子，可我又会因为这个想法而感到愧疚。"

"那现在呢？"我问她。

"现在，我渐渐习惯了，但每天都很艰难。就拿玩游戏举例吧，要是我的孩子是正常孩子，我肯定会本能地知道该如何跟她玩。我不想像现在这样，还得学习新方法才能跟她玩。人们都觉得我应该克服这些困难了，你这样的专业人士也不例外。所以我去克服，可我的内心深处还是抵触的，这并不自然。"

我思考自己对网恋的看法时，凯茜的话在我脑海里回荡。普通的约会是自然的，但这种约会恰恰相反。所有人都鼓励我——我的朋友们、妹妹，还有乔瑟琳这样的专业人士——希望我成功，"应付好"我的情况，继续生活。表面上，一切都在顺利进行，我能说出一些积极的话给他们听。可内心里，我还是感到深深的悲痛，怀念我唯一真正想要的伴侣。凯茜和我有很多共同点，我们都在给别人讲述假的故事；我们都需要比别人更久的时间去认识自己身上发生的事，去适应我们身处的环境。我不想跟陌生男人约会，凯茜不想换一种她不熟悉的方法跟艾玛玩耍，但至少我们都在尝试。

即便如此，我还是对恋爱这件事太失望了，决定停止寻找伴侣。我没有再主动联系任何人，但邮箱里还是收到不少提示，提醒有人来联系我了。一段时间后，我开始回复一个叫"龙蒿草男"的人，他太坚持了，即使我的回应心不在焉。他说他起这个网名不是因为他喜欢龙蒿草，而是因为他在西班牙塔拉戈纳城外的山里有一栋小房子，塔拉戈纳跟龙蒿草是同一词源。他叫皮特，我也可以叫他佩德罗。我得承认，他文笔很好，他有顶尖大学的英文文学学士学位，现在是一位讲师，是个鳏夫。我允许自己心里燃起了一丝希望。我们的来往邮件变得越来越长，我开始每天都上线，期待着读他的回信，给他回复。我们给彼此讲述了自己的人生，我突然意识到我开始依赖一个从来没见过面的人，可我本能地觉得认识他。我想到了跟保罗刚认识的那些日子，我们早在相恋之前就相熟了。佩德罗会成为我的另一个灵魂伴侣吗？我给妹妹安妮讲了他，她很激动。她特别想让我再次找到幸福，她对佩德罗有一种"好的预感"，我也是。我们交谈了几个月之后，他建议我们见面，我居然真的想跟他相见。

我们要去牛津看一场音乐会，我在布莱克维尔书店的走廊里等着他。这是一个明媚的冬日早晨，我很紧张，因为期待和寒冷而颤抖不停。我在网上看了他的照片，知道他有一头稀疏的金发，戴着眼镜。于是他在人行道上朝我匆匆走来时，我一眼就认出了他。他越走越近，用西班牙语说："早上好，女士！"

就在这一刻，我希望和梦想的大厦倾塌了。他的音调很高，像个怨妇，跟我想象的有教养的男低音大相径庭。我绝望了，努力保持冷静的表情，微笑着跟他一起走向音乐会。音乐会表演的是一个弦乐四重奏组合，他们在一个精心铺陈的房间里献上精彩演出，我觉得他们的音乐舒缓而给人安全感。

音乐会结束后，我们一起吃了午餐。他人挺好，但是我的幻想已经被打破了。我们有不少共同点，可我也得知，他从毕业之后就一直住在同一栋房子里，工作也在那里，我有种压抑的感觉。他的生活是静止的，他从未抓住他的高起点人生中的任何机会。不过他喜欢艺术、音乐剧、散步，跟我一样，所以我愿意跟他再次见面，一同享受我们的共同兴趣。

接下来的几个月，我们一起去了考陶德美术馆和泰特现代艺术博物馆、伦敦大剧院和考文特花园，还在南岗和新福利斯特一起徒步。我很享受跟他相处的时光，但我更享受的是我们一起做的事，还有再次有人陪着我做这些事的感觉。他却似乎对我更感兴趣，我能从他的眼神中看出来。我记得我和保罗爱上彼此时保罗也是这样看我的。

佩德罗说他喜欢我。"如果有其他感情在发展，我会暂时把它们藏起来。"

这让我有些警觉，因为我对他完全没有爱情方面的感觉。他试图牵我的手，我告诉他我只想跟他做朋友。他带我去他家，他的家证实了我想象中那种陈旧的滞留感，这种感觉更加强烈了。他在这里生活了三十年。我相当确定，这里暗色实木的家具和同样阴郁的装修自他搬进来起就从未改变过。作为回应，我也邀请他去我家。我父亲当时在我家，他们两个相处得非常融洽，聊起教育局、政客肯·利文斯通，还有继续教育的糟糕情况。佩德罗努力讨好赛门，把他推进了花园，去跟他踢足球。我儿子知道怎么表现才是礼貌，当时没有反抗，可事后，他对此很不满。

"妈妈，你知道我多讨厌足球。我为什么一定要跟他玩？"

"我觉得他只是想表现得友善点。"我试着说，可我也为让赛门卷进我自己都不确定的事而愧疚。

"我讨厌别人逼我做他们觉得酷的事。他为什么不先问问我喜不喜欢足球呢？"

我无法回答，但赛门的不悦让我注意到了佩德罗身上让我不喜欢的特点：他太瘦了，吃饭的时候在盘子里搅和食物，但从来不吃完；我们散步时他静脉曲张的血管暴露在外。

然后，赛门问道："你不是在跟他谈恋爱吧，妈妈？"

我跟他保证这是没有的事，我们只是朋友。不过赛门明显不喜欢佩德罗，这让我很不自在。我开始思考，我是否在做正确的选择。问题在于，我太渴望有男性陪伴了，难以割舍跟佩德罗的来往。可我们两人的不同目的又越来越让我感到不适。

佩德罗又邀请我去他家做客，带我去了他朋友开的一家法式小酒馆，我有种不安的感觉，别人似乎以为我们是一对。晚餐之后，他邀请我去他家喝咖啡。这是仲夏，这时候外面依然很亮，也很温暖。由于我们已经挺熟了，我觉得没什么。我坐在沙发上等他煮咖啡。他煮了好一会儿，因为他的咖啡机每次只能煮一小杯浓缩的。他回来时端着一个托盘，上面托着咖啡，他把托盘放在我身边的桌子上。然后他就推倒了我。

我毫无准备（事后回想，这确实是自然的下一步）。我的不安很快发展成了恐惧：这一次，我没告诉布莱欧妮我的去向，赛门也只知道我又跟"朋友"去吃晚餐了，所以没人知道我在哪儿。佩德罗很热切，一直给我施加压力，求我留下来。我害怕了，一大堆我读过的网恋遇到危险的故事涌入脑海，我还想起我读过的一本书，说一个连环杀手找受害者的方式就是登小广告找女朋友，这段回忆可以说很可怕了。我知道我必须保持冷静，不要激怒他或者伤害他的感情，所以我告诉他赛门在家等我，他不喜欢一个人过夜，而且他下周就要参加学校的郊游了（这是真的），我可以那时候再来（这也是真的，但可能性极其微小——实际上，压根没有这个可能性）。这点似乎安抚了他，在经过煎熬的几分钟仓促的肢体接触和嘟嘟囔囔后，他终于放我走了。

我从没想到我开车会开得那么快。我冲进车里，开上了公路，直到锁住大门，回到厨房后才冷静下来，这就结束了。佩德罗生气了，说我给他错误的信号，说我如果不想谈恋爱就不该上相亲网站。但我没有不想谈恋爱，只是不想跟他谈恋爱（当然，我并没有这么说）。多年后，他在一张圣诞贺卡里告诉我他遇到了另一个女人并跟她再婚了。我为他开心，真心开心。这是他想要的。他只是不太适合我，很遗憾，我最后也没有看到他在塔拉戈纳的房子。

乔瑟琳听着这一切，脸上挂着感兴趣的微笑。我睁开眼就能清楚地看到她，集中精力坐在我对面，头发乱糟糟的、口红有些抹乱了，鞋子上的画很跳脱。虽然是我提出跟佩德罗断绝联系，可这次经历还是让我乱了阵脚。

我对乔瑟琳承认："我感觉很颓败，我无法忍受他碰我。这总感觉是对保罗的背叛。"

她说什么我需要时间来习惯另一个男人的触碰，可对我来说，这就像一场单方面的谈话。她要么是没注意到我约会故事背后希望与绝望混合的复杂情感，要么就是不愿去谈。我觉得一个人应付约会的事太难了。我决定把这些藏在心里，下一次打开电脑的时候，我删掉了我的相亲主页。

跟乔瑟琳治疗了几个月后，我的妹夫去世了。他五十六岁，是个酗酒者。布莱欧妮打电话告知我，这与两年前我在游泳池旁给她打电话的情景形成了有趣的对比，我们两个刚好互换了身份。她说是一个警察把这个消息告诉她的，她下班回家时他就在门口等着她。妹夫的一生虽然有种种问题，可我很喜欢他。他也爱保罗，他和关系好的同事在保罗去世后帮我解决过很多实际问题。十天后，我参加了他的葬礼。我最小的儿子现在十五岁了，他告诉我这是他五年里参加的第五个亲人的葬礼（保罗的父母、保罗、他的外婆，现在又加上了姨夫），他只参加过一次婚礼。

妹夫去世后，我的恐慌再次升级。我想到现在实在是没有人可以帮我做手工活儿了，非常忧心。我该从哪儿弄下一批铺前车道的沙砾呢？我该从哪儿找一个给几瓶啤酒、几杯茶就愿意帮我做一天工作的树木修整专家呢？

问题可不止这一个，我也把这些告诉了乔瑟琳。

——我根本没有感觉。我明明很喜欢妹夫，也很依赖他。可他去世了我却没有感觉，没有痛苦，没有悲伤，什么也没有。

这让我担忧，好像不正常，尤其是看到我的妹妹和她的孩子悲伤的样子，我的没有感觉显得更加奇怪。

"你有没有觉得，因为我的生活中有太多人离去，我已经对失去亲人免疫了？"

我不记得乔瑟琳的回答了，可我后来想到，也许我的约会也在某种程度上给我打了预防针，止住了我在保罗死后决堤的悲痛。乔瑟琳似乎想要帮我建立更强大的防御体系，但这能成功吗？我不知道。去见她成了一种习惯，是我每周的固定活动之一，我心里还有那么一小部分觉得我应该遵从她坚持不懈的鼓励，试着积极一些。于是我继续每周二早晨开车去大学，然后去工作。

我从网络交友平台抽身了，那里只是孤独的男男女女将自己当作商品展示的地方，离开对我来说是一种解脱。一天傍晚，我跟一个朋友说起这件事。她离婚多年了，后来在《电报》报纸的相亲栏目遇到一个男人。

"你不是必须要给自己打广告的。"她说。

"那不打广告的话怎么找到伴侣啊？"

"这个报纸不是那样的。"她解释道，"你就看男人们发在上面的广告，如果有喜欢的，就拨打广告里的电话，会听到一段他们介绍自己的录音。"

这就有趣了，佩德罗的声音曾给我造成了糟糕的体验，这样的模式能在我们见面之前就把他排除掉。朋友热心地给我演示这种方法有多快。因为我们在她家很快就找到了一份报纸，我们试了几个号码。接着，我们开始听操着有口音的男人犹豫的录音、公学毕业的男人自信的录音，还有介于两者之间的录音。我的朋友鼓励我把报纸带回家，自己试一试，于是我照做了。我发现，用这种方法可以想考察多少男人就考察多少（我后来发现，这也是有代价的，电话费账单戳破了我的幻想），而且完全不用为自己打广告。我可以给听着喜欢的男人留一条语音信息，然后查看自己的语音信箱里有没有新的回信。我不确定为什么要这么做，可至少这一次我能全权控制这件事，没有被逼参与不喜欢的活动。

几天后，赛门问我："妈妈，你为什么总是拿起电话却不跟人说话？"

于是，我开始改用手机在卧室里打（这下话费更高了）。我惊讶地发现还挺刺激。我收到一个离异医生的语音信息，语气礼貌又有教养，他说想跟我聊一聊，还留下了手机号码。那天傍晚我就给他打了电话，这时候赛门正躲在卧室里"做作业"（实际上就是在浏览网络上的社交平台）。我们聊了很久，然后他建议去另一家乡村酒馆吃饭。我们还没看过彼此的照片，所以我描述了自己的身高和发色，告诉他我会戴一块天鹅绒表带的表（我对金属过敏，一直以来都把表带换成天鹅绒绸带）。他说他得承认一件事，有些女士无法接受这件事。哦，不！这能是什么事呢？结果只是他留胡子。我不在乎胡子，毕竟我谈恋爱最多的时候是二十世纪六七十年代，那时候几乎人人都留胡子。

安排好了见面地点，我又紧张起来，这次是担心我认不出他。我不需要担心，停车的时候，一辆生了锈的老旧沃尔沃旅行车开到了我旁边，从车里走出来的男人跟这辆车一样老，留着长长的胡子，我还从没见过那么长的胡子。他的胡子不是修剪整齐的山羊胡，甚至不是《彼得兔》里刺猬夫人那种有些乱糟糟的胡子。他的胡子让我想起《蠢特夫妇》（罗尔德·达尔的一本书，我的孩子们很爱听我念）里的一个角色：蠢特先生，他的胡子里藏着太多吓人的东西——从发霉的食物到筑巢的鸟。我被吓坏了，我意识到照片还是挺重要的，但现在逃跑已经来不及了，这又将是一个难挨的傍晚。

杰拉德少说也算古灵精怪，甚至有可能在自闭症谱系范围内。他穿着磨破的呢子外套，领子上别着生锈的别针，手肘处的皮子也磨得很旧。他不停地说啊、说啊、说啊，主要是说他感兴趣的某个匪夷所思的医学研究领域。我问他离婚多久了，答案是二十八年了。这下他在我心中有了完整的形象，一个奇怪的男人，因为独自生活太久而失去了社交技能，前提还是他曾拥有社交技能。他没有问任何一个关于我的问题，一个都没有。直到我又饿又急，找了理由去卫生间给布莱欧妮打电话。

"救我！"我说，"他长得像《古舟子吟》里的老水手，聊起自己就说个不停，我们到现在还没吃晚餐呢。"

她大笑起来。她觉得这太好笑了，但也同情我。"老天爷啊，你就跟他说你饿了，要吃点东西。再过一小时，我给你打电话，说水管爆了，你必须得回家。"

这像是一个好计划，于是我回到酒馆里。我们吃了饭，这顿饭吃得太煎熬了，我也快成了神经传导物质构成方面的专家了，我注意到酒馆已经空了，只剩下我们两个人。酒保是个肤色健康的澳大利亚肌肉男，他站在我对面，杰拉德的身后。他肯定是注意到了我的无聊和不适，因为他开始对我做鬼脸，在杰拉德脑袋后面搞恶作剧。我差点要大笑起来了，这时候我的手机终于响了，是我妹妹。她如约跟我讲了水管爆裂紧急事件。我们付了账，朝停车场走去。为了找个话题，我说这里远离城市的光污染，天上的星星亮多了。但我立刻希望自己什么话都没说，因为这居然又是杰拉德特别感兴趣的，他停下了脚步，开始大谈特谈各个星座的微小细节。还好我有充足的理由，为了避免家被淹，我必须打断他的话。终于，我安全地坐在了自己的车里，大声放着音乐，开车快速穿过空荡荡的车道，这才帮我排解了今晚的一些委屈。第二天，我收到一条短信，杰拉德很喜欢跟我相处，想知道我是否愿意去听他关于神经传导物质化学的演讲。

我给乔瑟琳讲了杰拉德的事，她饶有兴趣的微笑愈加灿烂。就我所知，她很乐意看到我再次开始约会，也喜欢听我约会发生的趣事。但是藏在趣味背后的是我黑暗的现实，保罗仍然在这一切的中心。表面上我很乐观，内心里我感到无聊又孤独。我时刻想念着保罗，我怀念我们在一起的生活带给我的安全感。我知道约会是试图寻找那份安全感的过程，可我越是找寻，越是觉得这个过程令人压抑，也就越想念他。我不停地想再次停下，而且我还在考虑终止跟乔瑟琳的合约。

一天下午，我坐在花园里，再次思考这个问题。这天天气炎热，赛门在上学，我们的两只猫趴在露台上，享受过分温暖的阳光。我满心想着约会有多难。到目前为止，我的约会经历太让我失望了。每次约会都让我焦虑，不论我心怀怎样的希望与这些男人见面，只要一见到他们，希望就幻灭了。这让我感到难过，怀疑这样做是否坏处大于好处。在同一件事上的不断失败会让自信心受挫。可是，我心里还是有一丝希望，觉得遇见一个对的人会很美好。我想起珍妮弗说的"天涯何处无芳草"。我确实约到不少草，这里面肯定有些是真王子吧？可一想到这儿，我就觉得自己对不起保罗。我要是遇到真心喜欢的人，保罗会怎么想呢？我想起他去世前，我们开玩笑的一段谈话，谈话内容大概如下：

我："要是我死在你前面，你会再找一个伴儿吗？"

保罗（感觉这是个陷阱）："我不知道。你想让我找吗？"

我："不。我不想让你孤独，可你和她都死了之后，我们全都进了天堂，你要怎么在我们之间选择呢？"

保罗（恼了）："别搞笑了！要是我先死，我希望你再找一个。"（非常有效的反击。）

我："真的吗？"

保罗："当然了，我爱你，我想要你幸福。"

所以，他给了我权利，允许我去找一个替代他的人。沉思之时，我的目光落在露台边上花床里的那片薰衣草上。这是很久以前保罗和我一起种的。多年来，薰衣草的枝长乱了，已经超出了露台好几米。即使如此，每年夏天它们都会长出一片新绿，每根枝上都有一簇漂亮的紫色花朵，香气让人上瘾。蜜蜂和白蝴蝶簇拥着花朵，在阳光下汲取花蜜。我看着它们来来往往，注意到其中一只蝴蝶并非蝴蝶，而是一根羽毛粘在了紫色的叶子上。我看着蜜蜂在羽毛上方飞着，从一根飞到另一根，对它视而不见。跟保罗的那段谈话还在我的脑海中，我想这也许是他想强调，他乐意看到我找到新伴侣。

那天晚些时候，我的语音信箱里又收到了一条新信息，这时我已经觉得再试试约会还不错了。

马克似乎非常乐观活泼，于是我给他打了电话，我们在电话里的交谈很融洽。布莱欧妮住在我家，她决定在分机上听我们的谈话。我怕极了她会笑出声或者因憋不住笑而暴露自己，不过她没有。通话结束后，她对马克的第一印象不错。我们都同意，他听起来既友善又真诚，可我们又都不明白他为什么不开车。这太奇怪了，他的解释是，以前在伦敦上班，不需要开车。反正他妻子（已去世）爱开车，也很乐意开车载他。

我们安排了在地铁站旁的酒吧见面。这时候我们已经通过几次电话，我觉得他的声音很好听。我又开始心怀希望了（我妹妹也是），期待着见他。我决定也坐地铁去，这样就能喝酒了。我提前到了，在地铁站的楼梯顶上等着他。他乘的地铁到了，我扫视了一下上楼梯的乘客，每次看到好看的男子接近我时，心里都泛起一阵期待，可他们都从我身边走开了。这波乘客都渐渐离开了，我开始觉得，也许他错过了这趟地铁。这时，我听到有人喊我的名字。马克先看到了我，正朝我大步走来。

"嗨，我是马克。"他说道，脸上挂着大大的笑容，脖子上系着一条让我无法直视的闪闪发光的金领带。

"嗨。"我说着，露出勇敢的微笑，努力掩饰住我的失望，因为我在脑海里想象的那个高大的帅哥实际上比我还矮，而且快秃顶了，脸也松松垮垮的。他穿着浅色的亚麻裤和黑白格子运动夹克，我觉得这身衣服跟金色领带搭配太灾难了。

进了酒馆，我发现他是位真正的绅士。他接过我的外套，为我拉开座椅，坚持要给我付酒钱，还自己去取菜单。他精心选了一瓶好葡萄酒，当然了，我们把这瓶酒干了，因为两人都不需要开车。吃晚餐时，我得知他妻子七年前去世了，他有两个已成年的儿子。他试着把鳏夫生活过得精彩一些，约会过很多次，但从未找到他想找的"真命天女"。跟他谈话很清爽，他似乎真心对我的故事感兴趣。吃完饭后，他拿起账单，坚决拒绝了我付钱的请求。

"不，"他坚持说，"一定得我来付。"

"但我还是想付自己的那一份，"我说，"我们刚认识，我不想觉得欠你的。"

他毫不让步。"你一点也不欠我的。我可不能让女士来付晚餐钱。"

我又反对了一次，但这次没那么坚定了。"拜托了，我还是想为今晚付一些钱。"

但是我劝不动他。"不，非常抱歉，我不能让你付钱。"他说，"我跟我儿子谈过，连他们都觉得请女士吃饭没什么的。"

他居然跟儿子们谈约会的话题！我把这条信息收集起来，供将来参考。

我们一同走向地铁站，他告诉我他很享受今晚，非常想再次见面。我也挺享受，于是我同意几周后在同一家酒馆再见。

我回家时，赛门正把腿搭在茶几上看电视，多米诺比萨的盒子放在沙发上。我的心在狂跳，我用过于欢快的语气问道："猜猜我刚刚去干什么了？"

他回应时话里似乎有一丝不易察觉的兴趣。"干什么？"他的目光依然锁定在电视屏幕上。

"跟一个男人吃晚餐。"我说完等着他爆发，心跳得更快了。

"哦，好吧。"他说，"晚餐还好吗？"

我惊讶地说："挺好，谢谢。我蛮开心的，你不介意吗？"

"不介意，为什么要介意？我想着你也该跟人约会了。"

"你不觉得这很糟糕吗？"

他的目光终于从电视上挪开了。"不，妈妈，当然不。我知道保罗死后你一直很孤单。我觉得你找个伴会更快乐。我知道你年纪大了，但也没那么大，你看着比我朋友的妈妈年轻多了。"

啊，我算是被上了一课，愧疚感有时候会扭曲你对这个世界的看法。

马克是个不错的人，但我们没什么共同点，我也不觉得他有魅力。几次约会后，我把我的感觉告诉了他（不过没有太直接），他听了很震惊，就像我得知他不会开车时一样震惊。他告诉我，总有人跟他说他长得像保罗·麦卡特尼。我想这话是为了赢得我的肯定，可我的反应却是"那肯定是很久以前了"，我没有说出自己的感受。后来，我妹妹听了这话，说他长得肯定不像现在的保罗·麦卡特尼，头发染得很难看，还面部下垂。马克的主要兴趣是蒸汽火车轨道和赛马，两者对我没有丝毫吸引力。此外，他还喜欢去饭店吃饭，我从一开始就发现他喜欢喝酒。过了一段时间，我开始意识到他酗酒，我想这可能就是他不开车的原因吧，还是说他不能开车，才多喝酒呢？他没有电脑，也不用网络，再加上他不开车的习惯，让我觉得他是一个生活在条条框框里的人。我们的见面开始变得尴尬，我想和他保持一些距离了。但我越是尝试，他就越急切。他想跟我上床，他说体验肯定不错，他跟以前的约会对象都睡过。他甚至给我讲了一个故事，说他在公交车站跟一个女人搭讪，然后直接上床了。（我不是很确定他想用这个故事表达什么，但我下次等转乘车的时候可得放聪明点了。）

最终，我不得不直白地告诉他我只想做朋友，他生气了好久，跟佩德罗一样骂我给他错误的信号。他生了我几周的气，不跟我联系，但之后还是重新联系了我，我们继续做朋友，偶尔发条短信，寄个圣诞节贺卡。

告别了马克，我就失去了看信息的兴趣。他本人没有问题，但我就是提不起兴趣去见下一个无聊的男人了，我的心情一落千丈，很快就要面对另一个悲惨的事实：保罗去世一千天了。我在跟杰西散步时数了日子，今天就是第一千天了。我是怎么在没有他的世界里生活了一千天的呢？这是很长很长的一段日子啊。对其他人来说，这只是平常的一天。赛门去上学，我去上班见了一个来访者，开了一个会，处理日常邮件，但电脑屏幕模模糊糊，我无法集中注意力。每次去上厕所时，我都会哭。我干脆坐在厕所里，因为那里安静，是我躲避平庸工作日的避风港。

可不久后，清洁工就来敲门了："你没事吧？"

我走出来，她注意到我脸上的泪痕后，拥抱了我，送我去厨房，给我泡了一杯茶。她是个温暖的女人，有种母亲般的慈祥，我可以跟她谈话。她的丈夫在她四十岁出头的时候去世了，留下两个还未成年的孩子和不够用的存款。为了养家糊口，她必须早出晚归地工作，即使她有各种各样的身体问题——超重、慢性哮喘、脚痛。我们喝了茶，一起哭。谈过之后，我意识到我的情况比她好太多了，不光是物质方面。

回到家，我依然情绪低落、头脑不清楚，所以我给远在西班牙的玛丽发了邮件。玛丽在她的丈夫佩佩去世后一心想要继续正常的生活。通过她，我知道了"match.com"网站在多国运营，她用这个网站在马德里、巴塞罗那、伦敦和她去过的其他地方都找到了约会对象。这些约会给我们喝着葡萄酒的夜晚提供了不少笑料，不过最终，她找到了托尼——一个温柔的男人。托尼住在加泰罗尼亚，玛丽家乡的邻村，他是个老师。他们认识之后就在一起了。所以，我向她吐露心声，讲了这个糟糕的第一千天纪念日，因为我知道她也很爱保罗，她给我的回应是一封给保罗的信。

亲爱的保罗：

凡妮莎还在数着日子：今天是你不辞而别后的第一千天。

一千天整，

一千个夜，

一千杯茶。

你不会与她一起入眠。

但你永存于她的心中。

她就在这里，悲伤、孤独，

想在这场斗争中获胜，

战胜你留给她的孤寂。

拜托，保罗，请让她明白你不会再回来了。

这不是你的错，但你要做点什么，

光送来那些白色羽毛远远不够。

永远那么礼貌的你，

没有预兆地离开了，

没有留下一句原因，

没有告别，她还在等。

拜托，保罗，做点你能做的，帮帮她吧。

爱你的玛丽

　　读这封信的时候，我哭啊哭。我知道玛丽想要帮我，但我不清楚该如何向前走。我给她回了邮件，告诉她我对约会失去了信心。

　　她立刻回复了我，告诉我一定要继续。"你不去打广告，怎么能把空缺补上呢？"她问我。

科学家实践者模式对实习项目非常重要，它是临床心理学的基础。这种模式着重强调理论、研究与实践的结合，在项目的所有方面都是如此。（它的）目标是让训练出的临床心理学家有足够的技巧进行基于证据的心理学评估和干预，尽可能产出高质量、有影响力的应用研究。

——伦敦国王学院临床心理学博士学位介绍

感官线
Sensory Threads

第五章

　　玛丽的话让我很惊讶，她说白色羽毛没有用。是这样吗？还是说它们有某种心理上的意义，有其目的呢？我回想着保罗去世后发生的一切。我知道，通过对比我和一些来访者经历中的共同点与不同点，我能够一小步一小步向前走了，可这些羽毛仍然没有自己的位置。我的来访者们在这点上没办法帮我。但是也许工作上遇到的其他人可以。我不光是一个临床心理医师，还是个受过专业训练的研究员。临床心理学与其他健康相关的职业有一个很大的不同点就是我们强调研究。这是否能帮我理解这些羽毛呢？我很早就在训练中学到，研究工具能帮我理解世界。在我的职业不断发展时，我开始意识到，几乎所有问题都能用研究调查的方法解决，前提是我要小心地提问、有序地做调查。要说明这一点，我要偏题一下，说回我刚开始做研究员的时候。

看看这栋房子：

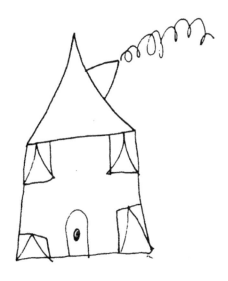

　　这是一个七岁女孩画的。她为什么要把窗子画在房子的角落里，又为什么要把烟囱画成这个奇怪的角度呢？这是因为她缺乏绘画技巧，画不好吗？还是因为她"知道"窗子在房子的"边缘"，烟囱"应该在房顶上"？她的画很好地反映了她的认知吗？我的直觉是后者，孩子们似乎总是对自己的画满意。我开始拜访小学，开始对儿童画研究的初期样本进行收集工作，对这个结论越来越深信不疑。

下面有个很好的例子，这是一幅描绘动物园的画，来自同样七岁的马丁：

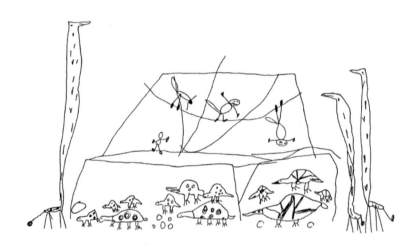

长颈鹿有长脖子，这幅画里还有其他动物，可能是猴子，这能从它们倒挂的姿势看出。另外两种动物可以靠斑点和条纹、尖鼻子、喙辨认出来。可是究竟是不是马丁的绘画能力限制了他对细节的描绘，让我们无法辨认出所有的动物呢？

马丁显然知道长颈鹿有长脖子。这幅画里还有其他动物，可能是猴子，这可通过它们倒挂的姿势看出。另外两种动物可以靠斑点和条纹、尖鼻子、喙辨认出来。可是究竟是不是马丁的绘画能力限制了他对细节的描绘，让我们无法辨认出所有的动物呢？那时候有一条关于儿童画的流行理论，说孩子们犯的错误可以归因于这类技巧的限制。我要是想证明不同观点，就得收集有力的证据。所以我写了一份研究申请，找到了资金赞助，然后花很多时间在伦敦的小学里开展实验。在一项实验中，我以控制精确的方式得到证据支持，孩子们更喜欢他们自己画的画，而不是成人版本。在另一项实验中，我摆出一堆杯子，告诉孩子们必须准确地画出杯子的样子。为了给他们更多动力，我在其中一个杯子里藏了糖，摆放的方向让他们刚好看不到杯子手柄，并告诉他们，只有把这个杯子画准确，后面的小朋友才能找到这颗糖。我惊奇又激动地发现，几乎所有年幼的孩子都给杯子画了清晰的手柄！他们知道杯子是有手柄的，并且认为必须通过画来表达这个事实。他们完全可以画得更加准确（画一个没有手柄的杯子比有手柄的更容易），却选择了不那样画。

我收集了不少证据来支持我的儿童画"知识"理论，可我还是需要一次直接的测验。我再次回想起一开始收集到的那些画，那时候，我让孩子们画静物。五岁的杰米收到的任务是画出图(A)中的物品（一座木头房子和一棵树，房子后面藏了一列木头火车，火车露出的唯一部分是拉火车的线），可他画出来的却是图(B)。

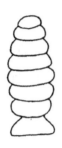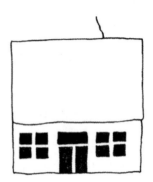

(A)待画的木头模型

　　他的画与他看到的模型大相径庭。他把房子画在了一个有草坪和小路的花园里，不仅加了门把手、信箱、烟囱，还给房子上的烟囱和火车头加了滚滚浓烟。即使他根本看不到火车，还是画出了完整的火车。这些都是他关于这些物品的固有认知。

　　但是我能证明孩子们在并不熟悉物体对象的时候，也会把自己所知道的信息用在绘画中吗？我用塑料做了一个"毫无意义"的物体，让孩子们分别在把玩前和把玩后画它。这个物体很容易画，实验结果却非常惊人：孩子们在把玩过物体后画的图没有把玩前画得准确，他们急于把自己新发现的"知识"体现在画里。

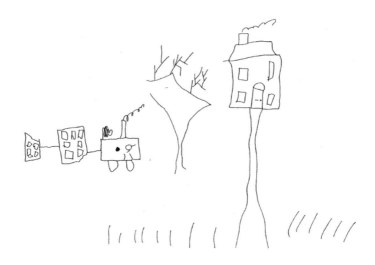

(B)五岁的杰米画的木头模型

我找到了证据，是时候建立我自己的儿童画"知识"理论了，我得发表我的发现，为这个领域的研究做出贡献。

那是三十多年前了，当时我还在读博士学位。不过我对研究的兴趣并没有淡去，一直伴随着我作为临床心理学家的职业生涯，激励我继续探究各种工作情形中遇到的临床问题。我思考是否有部分来访者的画作可以用于临床测评，思考失明孩子（比如艾玛）的父母能够怎样跟他们更好地沟通，思考特需儿童的睡眠问题有什么最优的解决办法，思考两岁儿童的自闭症诊断是否可靠。每次遇到一个问题，我就开展研究来收集证据、找答案。

回到当下，我对白色羽毛的疑问仍挥之不去，一直困扰着我。不论我是去工作、去购物，还是去跟让人失望的男人约会，这些羽毛总是默默出现，让我不停地想这可能是保罗给我的暗示，可它们真的是吗？我把这个想法告诉朋友们，他们都不太相信（可能不会直说，但我能从他们的眼神里看出来）。于是我问主持保罗葬礼的神父怎么想，有时候他还来拜访我，他的回答让我安心。他说他经常听失去亲人不久的人说，他们收到了来自另一个世界的信息，这种信息通常不是直接的——大部分是自然中的某种"信号"，比如彩虹或者羽毛。我觉得这很有趣，这些羽毛难道真的是来自往生世界的信号吗？

我决定好好调查一番。作为心理学研究员的身份让我每当遇到无法解释的问题时就开始寻找证据。调查所需的必要技能我已经在过去几十年的研究中熟练掌握了。我无法针对这个问题做大型的实验研究，但至少可以试着研究不同来源的证据。我从网络开始，先是搜索了"白色羽毛"。搜索结果给我很大的惊喜，网上有不少论坛、聊天室，成百上千页的文字描述人们在失去亲人之后看到白色羽毛的经历。我实在没想到这竟然不是罕见现象。

下面列举一些例子：

来自哈罗的珍妮特说："我今年年初失去了女儿，从那以后就一直祈求上天给我一点暗示。一天，我打开门往外看，心里祈祷着有什么暗示，结果就看到一盆盆栽上有一根白色羽毛。"

来自约克郡的艾利克斯说："今天我开着车，一根小小的白色羽毛飘进了车里。这天是我妈妈去世的周年纪念日，我相信这是她给我的信息，告诉我她在那边过得很好。"

来自威克菲尔德的多娜说："三个月前我失去了母亲，我太想她了。今天我让她给我信号，告诉我她还好。不久后，一根白色羽毛出现在我脚边，我相信这就是她的信息。"

来自格拉斯哥的贝罗说："我丈夫几周前去世了。他走之前，我们讨论过这件事，我说我想让他给我送些白色羽毛，这样我就知道他在我身边。今天葬礼结束后，我躺在床上，感觉有人推了一下我的肩膀，像是在说'从床上起来'。于是我起床去了楼下，在摆着我丈夫照片和蜡烛的房间里，我看到了地毯上落着两根白色羽毛。"

来自利兹的山姆说："我岳父六月去世了，我们去公墓看他的时候，脚边落了两根白色羽毛。这是个让人安心的暗号。"

来自布莱顿的艾米丽说："我祖父去世两天后，我得知自己怀孕了。我没有办法告诉他这个消息，伤心极了。但是有一天，我站在母婴用品店里，一根白色羽毛摇摇摆摆地落在了我面前。后来，别人跟我说它一定是从门外飘进去的，可那家店开在商场里。还有一根羽毛在我拆婴儿提篮包裹的时候从里面掉了出来。祖母给我的披肩里也掉出来一根。这种感觉很美好，好像祖父在告诉我，他知道我有宝宝了。"

萨曼莎·黑沃德以她在丈夫去世后看到白色羽毛的事为灵感写了一部小说。她第一次发现羽毛是在丈夫去世后不久："那是葬礼结束的几天后，我还没走出悲伤。我坐在沙发上，从书架上取下我们最爱的结婚照，一直盯着它，回忆过去。把照片放回去时，空着的地方有一根白得发亮的羽毛。"自那以后，她总在各种地方看到白色羽毛，包括她的床头柜、车，还有腿上。"它们通常在我最难过的时候出现，我需要安慰的时候也会出现。"她把它们当作来自丈夫的信息，是来安慰她的。

我开始寻找类似的书籍，从中读到白色羽毛是"天使的名片"。格洛丽亚·亨宁福德的女儿凯伦·基廷因患乳腺癌不幸英年早逝。女儿去世后，格洛丽亚在一本关于天使的书的前言里写下："凯伦坚定地相信要是在不同寻常或者奇怪的地方看到一根单独出现的白色羽毛，那它就是天使的名片。现在我每次看到这样的羽毛，就会对自己说'那是凯伦的名片'。"凯伦死后，她写了一本关于凯伦的书，书中她这样写道："我说的不是那种五六根一起出现的羽毛，那种显然是一只鸟留下的。我说的是一根完美的白色羽毛，常出现在匪夷所思的地方。"

她举了一些例子，比如：家里刚打扫完，楼梯上就出现了一根白色羽毛；看到一根单独的白色羽毛从万里无云的蓝天落下，落在凯伦儿子的手上，而他们恰好在讨论凯伦；带凯伦的儿子们出去过生日时，她也看到封闭的地铁平台上有一根白色羽毛。她说："每次看到一根白色羽毛，我就有一种非常舒服的感觉。它们已经不会让我大惊小怪了，因为我相信女儿就在那儿——我每次看到一根漂亮的白色羽毛单独出现时她都在，而我经常看到它们。我会把它们捡起来放进口袋，说：'嗨，凯伦……嗨，凯伦……'这给我足够的力量继续走下去。"她跟凯伦的孩子们在一起的时候经常能捡到羽毛，所以她相信凯伦成了他们一家人的守护天使。

我很快发现，网上有成百上千页关于白色羽毛跟天使有联系的描述。

来自德比的凯莉说："我奶奶曾对我说，如果你发现一根白色羽毛，而你身边有人不久前离世，那么这就意味着天使在照看逝者，他们想让你知道。我爷爷七月去世了，葬礼那天我看到了白色羽毛，埋葬他骨灰的时候也看到了。我现在还是能看到羽毛，知道有天使照料他对我来说是极大的安慰。"

来自埃德蒙顿的崔西说："我上周第三次流产了，你可以想象我有多么绝望。昨天，一根白色羽毛不知从哪儿冒出来，飘在空中，我知道那就是我的守护天使。"

来自拉姆斯盖特的约翰说："我一向相信天使。我父亲去世后不久，我就在车库里找到一根白色羽毛。我知道是他送来的，他让我知道他还在，他还好。"

这些记录让我既开心又失望。一方面，它们给了我更多证据，支持我"白色羽毛可能提供与逝者的联系"这一观点，我看到白色羽毛就联想到保罗去世时还不知道其他人也有类似经历。另一方面，作为科学家的我不愿接受这些没有实质证据支持的情绪化回忆。我决定继续调查，问一问其他失去亲人的人有没有这种经历。我的发现很有趣，白色羽毛并没有出现，但他们提供了各种感官经历，这似乎是很常见的。

我妹妹安妮的儿子十岁时因脑瘤去世，她告诉我，儿子去世几个月后，她跟母亲一起坐在墓园里，一只知更鸟停在了他的墓碑上。她们当时都觉得那只知更鸟就是他。还有一次，她说起儿子时，就闻到了木柴烟味，即使周围没有火堆。这种事发生了很多次，通常都是她心里最想他的时候。儿子去世后不到一年，她梦到自己在住处旁一处熟悉的山丘上开着车。那是清晨时分，夜里雨下得很大，阳光照在湿漉漉的地面上发着光。她的儿子在她前面的路上走着，手里拿着一根小棍子甩来甩去，好像他以前穿过荨麻时那样。他冲她微微一笑说："别担心我，妈妈。我在这儿很好，我很好。"这个梦给了她长久的安慰。

朱利安·巴恩斯记录了很多关于他的爱妻的梦，他的妻子确诊脑瘤之后不久便病危去世。

"梦里，她出现时看起来跟平时没什么两样，表现得也很正常。我知道这就是她——冷静、开心、性感，于是我也一样开心。这个梦很快就成了我夜里的常客。我们在一起，她很健康，于是我心想——或者这是在梦中，应该说是我知道——要么是她的诊断结果是错的，要么是她奇迹般地康复了，或者说（至少说）她的死被推迟了几年，我们在一起的生活得以继续……有些夜晚关掉灯之后，我提醒她很久没出现在我梦中了，她通常就会来我梦里。有时候，我们在梦中接吻，经常有一种幽默而轻松的感觉。她从来不责备我、反驳我，也不会让我觉得愧疚或被忽略。（这些梦）总是能带给我安慰。"

一个朋友在她母亲去世时已经订好了飞去雅典度假的机票。葬礼安排在一周之后，于是她还是决定去度假，并为此感到愧疚。一天傍晚，她坐在雅典的花园里，看到一只仓鸮落在了离她很近的一棵树上。它通体雪白，非常安静地落在那儿看着她。她盯着它的眼睛。过了一会儿，仓鸮飞走了，走的时候掠过了她的头顶，甚至碰到她的头发。她知道那只仓鸮就是母亲，母亲很好，所以她来雅典也没有关系。

另一个朋友在母亲去世后去购物。她进了商场，这是她经常跟母亲一起逛街的地方。一进门，她就感觉到有人拉起了她的手。她知道那就是母亲，于是她尽可能在商场里多停留一会儿，想让这一刻久一点。她不想离开，因为她知道只要一离开，母亲就会松开她的手。后来她再也没有过这种体验，但当时这一经历给她带来许多安慰。

一个朋友的朋友认识一个癌症晚期的患者。这个濒死的女人跟她关系很好，承诺如果死后还有下一步，她一定会想办法跟好友交流。她是个不在乎神的人，非常幽默。她去世后不久，她的好友醒来时听到有人在自己的耳边大声吹气，她立刻就知道那是谁了。

网上还有一些其他例子：

来自萨里的艾玛说："我母亲去世后，我们去打扫她的房子。我当时一次只能做几个小时，因为我太难过了。我会在厨房里打开收音机，接着听我母亲生前听的那个台。我在厨房里休息的时候经常听到那个台在放《烟雾弥漫你的眼》，循环了九次还是十次。那是我妈妈和爸爸的歌，他们在婚礼上伴着这首歌跳舞。小的时候，我爸爸还经常唱这首歌，在厨房里与妈妈翩翩起舞。很多人都说那不过是巧合，可这首歌并不是新歌，所以它放了那么多次实在不寻常，它帮了我很多。"

来自里士满的琳达说："父亲去世后不久，有一天下午，我们闻到了他用来驱逐蚊子的药膏味，就知道他回来了。奇怪的是，只有妈妈和我能闻到，虽然当时房间里还有其他人。还有一次，一只金色的蛾子飞进了我和妈妈在的房间，妈妈确信那是爸爸又来看我们了。"

在一次关于妻子费丽西亚去世的采访里，伦纳德·伯恩斯坦说："经常有白色蛾子或白色蝴蝶来看我，多到难以置信。我知道那就是费丽西亚。我记得她去世的时候，她的棺材放在我们的客厅里，房间里只有几个人——家人、一个拉比和一个牧师，因为她是在女修道院长大的。我们用留声机放着莫扎特，所有人都沉默着。接着，一只白色蝴蝶不知从哪儿飞了出来，好像从棺材底下就那么冒出来了，在房间里所有人身上都停留了一会儿——所有孩子、拉比、牧师、她的姐夫、她的两个姐妹，还有我——然后它就消失了，即使房间没有开门窗。这种事也常发生在我身上，白色的蝴蝶就停在外面的花园里。"

职业直觉让我一心想继续调查，我决定做一次问卷，调查失去过亲人的人，找出这种经历到底有多常见。我给二十五个人发了问卷，发现其中四分之一的参与者说亲人去世后看到过"暗号"。

"一天早晨，我去上班，走进医院总部的时候非常想念S（她去世不久的丈夫）。我拐了个弯进入一个走廊，面前的地上有一根漂亮无比的白色大羽毛。我有些震惊，想把它捡起来，但是周围人太多了。我觉得那肯定是S给我的信号。"

"数独是D痴迷的事情之一。他死后，一个电子数独游戏机突然自己打开了。火葬场的园子里，一棵树倒映在离我不远的一条河上。圣诞节的时候，两只乌鸦从烟囱里飞下来——我们在他生病的时候搭建了壁炉，他当时很冷，我们喜欢坐在壁炉旁烤火。"

"我的姐夫死后，在他葬礼后的第一顿早餐上，一只喜鹊透过窗子看着姐姐和我。（几年后）我的姐姐去世，我回到家就看到两只喜鹊，我总是会跟它们打招呼。"

"L在医院里去世后五个小时左右，他以一股巨大能量的形式回到了家里，我看到所有的灯都在闪。"

我的妹妹布莱欧尼不太信这些，还拿这些开玩笑，说她的酒鬼丈夫死后，她能看到一瓶啤酒在空中悬浮着向她飘来。

来自萨顿的卡瑞纳说："真相其实是，这些羽毛是飞过的鸟掉的，你看不到鸟是因为羽毛落下前它们已经飞走了。鸟掉羽毛是一直以来都有的事，只是在失去亲人之前我们不会注意。死亡对我们的伤害太深，每个人都有自己的办法去应对，从不同的事中汲取安慰。如果我经常听到同一首歌，就可以说这是我的亲人送来的。可事实是，亲人去世前这首歌也在放，只是它无关紧要，所以我没有注意过。"

然而，也有人反对这个解释。来自利物浦的詹姆斯说："如果羽毛都是鸟掉的，那它们是怎么在门窗紧闭的时候飞进我家的？"

这两种不同看法背后还是那个伤脑筋的问题，人死后究竟有没有灵魂？保罗可能真的在什么地方给我送这些羽毛吗？我朋友的母亲真的在商场里拉起了她的手，陪她逛街吗？

在调查中，只有百分之十八的参与者坚定地相信人死后还存在，剩下的人有一半完全不相信往生，另一半则将信将疑。有很多书是写这个话题的，大概都是要"证明"天堂、死后的人生或者另一个世界是存在的，很多人的论据是经历过濒临死亡的人们所描述的经历，有段时间我很爱读这种书，因为我真心希望它们是真的。其中一本非常令人信服，是艾本·亚历山大写的，他是一位美国神经外科医生，在患上一种罕见的脑膜炎后，陷入了昏迷。所有人都认为他活不下来了，可他活了下来，还详细地描述了他昏迷期间的"天堂之旅"。这段经历对他的影响深远，尤其因为专业训练让他能够排除很多其他解释。即便如此，每次我跟杰西去散步的时候看到死兔子、死鸟，内心都会充满疑惑。死了的动物看起来就是死了，但我为什么还在跟保罗说话呢？我们周围的大自然里到处都是死亡的证据。我还在期待保罗的回应吗？内心的声音告诉我没有，所以这有些疯狂。可神父安慰我说，失去亲人的人时而都会做这种事，尤其是在拜访遗体安葬的地方或者骨灰撒播的地方时，不论他们是否相信往生。朱利安·巴恩斯是一个不相信往生的名人，我决定跟他聊一聊。我知道他也失去过深爱的人，他可能会给这个话题带来不同的观点。他很友好地答应了我采访的请求。他说，在妻子死后的近五年里，他不停地在跟她说话。

　　我跟她讲房子的事，开车的时候跟她说。一开始，我每晚入睡前都跟她说话，告诉她我这一天做了什么。我去她的墓地……这对我来说很重要。我也挺幸运，她能在离家很近的地方被安葬，我曾经每周要去好几次。我需要一个还保留着她痕迹的地方，我需要去拜访，跟她说话……我现在依然会去那儿。一开始的半年到一年时间，我非常急切地想去那儿跟她讲很多事……告诉她我过得如何。现在我还是每两周去看她一次，我去任何地方前都要去看看她，告诉她我要去哪儿。我跟帮我理发的女人（她相信往生）说起我经常去看妻子，她总说："哦，你看看，你这不是相信她还在那儿吗？"我不去跟她争论，但我一点也没觉得真有人在听我说话。

　　所以，我向他提出我跟保罗说话时困扰我的问题：他既然不相信有人在听，那为什么还要一直跟妻子说话呢？他解释说："我在尽自己所能在她走后继续我们共同的生活。一个人死了，不代表他们就不能以另一种方式活下去，不代表他们就不存在了。她在我的记忆里依然鲜活地存在，我需要让这种记忆尽量活跃。所以我不光跟她说话，有时候还用腹语假装是她，用她的声音来跟自己谈话……通常都是谈一些无关紧要的家长里短。我说：'你觉得我应该这么做吗？'她说：'应该，你当然应该了。'以这种形式继续我们的互相陪伴。

　　"福特·马多克斯说：'结婚是为了继续你们的谈话。'在某种程度上，死亡不应该打断这种谈话，即使你需要一个人说两个人的话。

"不过这种腹语的交流也有限制。如果遇到了新的话题或者新的秩序，腹语就无法继续了。在新的环境中，我无法想象她的声音，也不能自己去丰满它。对于一些情况，我能预测到她的反应。比如，我前些天买了一幅好画，我知道她会喜欢的……我就用腹语模仿她说恭喜我买了一幅好画……但是如果情形超出我们共同的生活，我就不知道能不能做到了。"

我可以理解他说的，即使我从未尝试过用腹语模仿保罗，我在一些情形下也经常问自己，遇到这种情况他会说什么、会怎么做，我想知道他的反应。比如，我该不该去约会，或者该不该在没有他的情况下自己去参加新年派对。

很多人相信这种"交流"还能更进一步：跟逝者进行双向的交流是有可能的，只不过不是直接的，而是通过一个"通灵者"或者"术士"。对这种交流的需求有时候让人难以克制，还记得保罗去世后不久，我在琳达那毛茸茸的粉红色水晶房间里的经历吗？我问朱利安·巴恩斯他对"通灵者"有什么看法，他不以为然："我觉得那是完全胡扯。"

我将信将疑，不是完全确信。毕竟我躺在琳达的沙发上时确实看到了一些画面，即使我也无法解释清楚。

布莱欧妮告诉我，一个"通灵者"在电视上有自己的常驻节目。显然，这个女人的能力超级强，她能告诉人们一些关于他们已逝亲人的事，而这些事她根本不可能知道。而且她快要来我住处附近做活动了，这是个收集证据的好机会。我买了票，跟妹妹一起去参加活动。

大大的观众席挤满了人，即使这是个工作日的傍晚，票售罄了，看来人们想跟逝者交流的意愿都很强烈。我们的座位在正中间，我有些紧张，不确定这是因为我希望灵媒能联系到保罗，还是因为我希望她联系不到。布莱欧妮坐在我旁边，吓得身体僵直，我实在想不通她为什么会提议来。她说她怕极了灵媒能联系到她的亡夫，如果真联系到了，一定要我跟他说话，因为布莱欧妮做不到。我告诉她别犯傻了，我要跟他说什么呢？他要是从另一个世界盯着我们看，我总不能假装她碰巧不在吧！事实上，他好像并没有盯着我们看，不过布莱欧妮确实在某一刻害怕地抓住了我，因为灵媒说她联系到了一个叫比尔的人——这是她丈夫的名字。

术士——咱们就叫她辛迪吧——是个活泼的中年女人。她在灯光闪耀的舞台上伴着音乐大步流星地走着，精力很充沛。表演好像是这样的，她接收到来自另一边的"交流"，就把信息重复给观众们，找接收该信息的人。大概是这样：

辛迪："我看到一只狗在地上跑，跑到了那边（示意观众席的左边）。有人明白这个信息吗？"

一位女士："我上周不得不把我的狗安乐死了。"

辛迪（对这位女士）："我看到一个男人，不过我不清楚这是不是给你的信息。丹这个名字你熟悉吗？"

该女士："不熟悉。"

辛迪："有人熟悉丹这个名字吗？"

（几个人举起手，一个男孩激动地跳了起来。）

辛迪："把麦克风传到那边。（对着男孩）说吧，先生。"

男孩："我叔叔叫丹。"

辛迪："他是最近去世的吗？"

男孩："是的，他大概六个月前出车祸去世了。"

辛迪："他是有一条狗吗？"

男孩："是的。他的狗昨天去世了，因为吃了老鼠药。"

观众席里响起一片欢呼："哦！""啊！""哇！"还有雷动的掌声。

我可没被说服，不管是这个场景还是这天晚上的其他"信息"。毕竟，有人认识一个叫丹且有一条去世的狗的概率挺高的，况且这场观众席里有三千多人呢。我同意朱利安·巴恩斯的观点，他说："我不会因为人们去找'通灵者'而憎恨他们。我想他们是在自欺欺人。'一战'之后，通灵术大受欢迎，因为很多人失去了儿子、恋人、丈夫，他们太想跟逝者取得联系了。通灵理论因此而大肆发展，有时候背后的意图是善意的，有时候则是恶意的。"

辛迪表演前后门厅里卖的周边商品算是佐证了这一理论。

重点是，对于相信的人来说，通灵术提供了一个与他们失去的人联系的机会。朱利安·巴恩斯解释说："遭遇丧亲之痛的人会抓住身边可以用到的任何方法以保证自己的精神健康，保证不去伤害自己，尽可能留住这个世界里与逝者的联系。"

精神分析学家斯蒂芬·格罗斯在母亲去世后的二十年痛哭流涕，因为他听说姐妹通过一个术士跟母亲"说话"了。他写道："我们需要逝者而无法接受死亡的不可变时就会去找术士。我们想要相信通灵能帮我们把逝者带回这个世界。"

这种通过术士与逝者建立的"联系"能够给我们带来安慰，很多经历丧亲之痛的人所描述的感官经历或暗号也是同样的，包括跟逝者继续说话、跟他们谈话，不论是用腹语跟他们交谈还是想象他们的回应。这种经历的描述通常是积极的（逝者不会指责你，羽毛被视作天使而不是恶魔），是逝者留下的安慰来源。对强烈相信往生或者将信将疑的人来说，它们时常出现。所以，这些丧亲者究竟怎么看这种现象呢？他们的观点是否会因为他们对往生的看法而改变呢？

朱利安·巴恩斯很明白，他做有关妻子的梦时"我不相信是她来看我了……我认为人死了就是死了。我们会分解、分散，变成碳原子，成为其他物品，去世界的另一个地方……我不相信人的灵魂能活下来。我不相信……我完全不相信。我认为这些梦是根据我的情况和我的需求自己构想的。梦里，我能感觉到她说的话对我有所安慰，直到梦里的我意识到她已经死了。我喜欢这种梦，直到它们被浇了冷水，冷水来自我的信仰渗透进梦里。"

安妮梦到去世的儿子走在金色的路上，这个梦给她带来安慰。这两个例子都符合弗洛伊德的早期理论，梦是满足某个愿望的幻觉。朱利安·巴恩斯希望他的妻子还活着，我的妹妹则希望不幸早逝的儿子还完好。

我的父亲也不相信人死后还有一个世界。他的观点是"死了就结束了"。母亲去世后，他没有看见羽毛、知更鸟，没有做梦，也没有任何迹象，他更没有试着跟她交流。母亲去世时已是一个老妇人，死亡对她来说并不是意外，而是不可避免，父亲也很清楚。她一生长寿，走得"容易"，算是寿终正寝。母亲死后，父亲并不痛苦，这算是一个阶段自然地结束了，他面对此事客观而理智。不过父亲是个思想很有深度的人，他在哲学、神学、心理学方面博览群书，还对生死观与他不同的人"某些格外生动"的经历很感兴趣。他认为这些是失去亲人、被迫分离后的人心理上的映射，他还觉得必须特别熟悉一个人，才能理解他们会在失去亲人后有怎样的经历。

不出所料，神父的看法并不相同。他相信，即使肉体死亡，灵魂也依旧存在，不过他又急切地指出，基督教内部对此也有不同的看法，更别说其他宗教了。他认为，没有一个理论能代表其生死观。他个人的看法来自亲身经历和与其他人的交谈。他给我讲了两兄弟的故事：兄弟两个非常亲密，就叫他们约翰和吉姆吧。小时候，他们睡在互相连接的床上，手拉手睡。长大后，吉姆身体没问题，却因心脏病发作而死。约翰突然醒了，感觉吉姆拉着他的手，可那天更晚的时候他才得知吉姆心脏病发作的事。在神父看来，这种事是不能用理智的方式解释的，两兄弟之间肯定有某种情绪或灵魂上的联结，在其中一个去世后依然存在。几年后，约翰自己濒临死亡时，说他看到了去世很久的吉姆在窗边等着他。这个想法让人安心，约翰走得很平静。很多人，尤其是有宗教信仰的人，都相信他们会在死后与所爱的人重逢。我曾在广播里听到一个洛克比空难受害者的父亲说，如果不是他强烈地相信死后会在天堂跟女儿重逢，他一定活不下去。我有一个失去丈夫的朋友，从鲁道夫·史代纳的理论里得到极大的安慰，他的理论是关于灵魂在人死亡前后经历的。史代纳描述了我们去世的亲人死亡时意识会经历怎样的阶段，而我们只要了解他们意识的"新形态"，就能跟他们交流，甚至还能帮助他们。

神父还有更多关于死后灵魂的理论，都是基于他与濒死之人交流收获的。他告诉我，人在死的时候似乎能掌控自己的死亡时间，他认为这意味着死亡并不只是身体上的经历。他补充说："如果一个人能'掌控'死亡的时间，那也许他也能掌控来自另一个世界的交流。"失去亲人的人们通常会说他们收到的信息是非直接的（羽毛、知更鸟、仓鸮或一种声音、气味、梦），而非真的看到逝者。他说了几个例子：一个失去亲人的女人总感觉自家有抽烟的气味，而她的丈夫已去世很久；一些人说逝者在他们家里把物品从一处挪到另一处。关于这些现象，他的结论是：人们会构建给他们安慰的故事，而且一个人失去亲人后的感官可能更加敏感，这提高了跟逝者沟通的可能性。"

这引出了另一个问题，亲人去世后，随着时间的推移，这种经历会变化吗？朱利安·巴恩斯描述说，他妻子死后大概三年，他依然做着同样的梦，他跟她一起做一些事，两人都很开心，"梦里不再是我突然意识到她已经去世了，而是她意识到自己已经去世了。我感觉这好像终结了我对这种梦的理论"。近年来，因为有了弗洛伊德无法接触的关于睡眠和做梦的生理学知识，有关梦的学术论文显示，梦可能有恢复作用，能够加深理解、帮助深化对现实的情绪认知。这似乎与朱利安·巴恩斯的梦的变化相符合。

我的调查结果显示，只有坚信或者可能相信人死后还有往生的人才会在亲人去世后跟他们说话。这些"迹象"往往在亲人去世后两年内出现，最初发生时间通常是亲人死亡当天或者不久后。布莱欧妮说，她的丈夫去世那天，她把车停在工作的学校停车场的角落里。开走时，她听到身后传来"呼呼、咔咔"的声音，一棵杉树倒在了她的车上。那天晚些时候，她回到家才得知丈夫去世了。调查结果中，这种情况在亲人去世很久后也偶有发生，但大多数人说时间久了，这种事就少了。

时间快进到保罗去世后第四年，我独自走在西克利特一处荒芜的峡谷里。那是仲夏，天气非常炎热，地都被晒出了裂痕，全是沙砾，只有附近少得可怜的几棵枯树能提供一点点阴凉。峡谷的边缘在我的头顶，几块巨石、偶尔出现的灌木，还有山羊艰难地扒在几乎垂直的陡坡上。在这样火炉似的天气里跟如此陡峭又崎岖的路打交道太难了，我走了两个小时才看到一块儿孤立的小小海滩，这是进入峡谷的唯一道路。我在深蓝色的水里游泳，坐在那儿享受微风吹拂的凉爽。启程回家之前，我在教堂为保罗点了一根蜡烛，把它留在装满沙子的花托里。我看到这里有很多人留下了蜡烛，即使这个地方很偏僻。回去的路上，我在峡谷里一边走一边跟保罗说话，告诉他我最近在做什么，问他怎么样，还问了（问过太多遍的问题）他为什么要死——不过这是四年后了，我已经不再哭了，也没有急切地寻找羽毛。我还是经常看见羽毛。可这个炎热、尘土飞扬的地方没有任何动物的迹象，于是我对保罗开玩笑说："哈，你肯定没法在这种地方给我送羽毛，是吧？"我得意扬扬地觉得这肯定是不可能的。于是接下来的路上，我对他说："你看吧，我说了你不可能做到。"然后，我转了一个弯，走进这一带最干涸、最深、最难以进入的地段，突然看到一地的白色羽毛铺在我面前的沙子上。

我的妹妹安妮在儿子去世二十多年后，回想起在墓地里看到知更鸟的事，觉得可能是自己想多了，才会相信那就是她的儿子。她说："也许自然界本来就有很多这样的迹象发生，只是在我们极度悲痛的时候更容易发现它们。"

失去一个你爱的人是一件难以承受的事，想留住从你生活中消失的人的最后一点联系是完全可以理解的。对我而言，羽毛意义重大：一开始我没有办法承受失去的打击，于是羽毛（知更鸟、梦、抽烟的气味、仓鸦）成了寄托的办法。我想起唐纳德·温尼科特关于"过渡客体"的理论，还有婴儿或孩童用来安慰自己的奇怪物件。我儿子的物件是名为"拉"的一块布，他会咬着这块布，同时用手指摸自己的鼻梁；我的外甥有一个史努比玩偶，玩偶的耳朵跟"拉"的功能差不多；我的外甥女有她的"巴克定"，是一条手工羊毛毯，她走到哪儿都要拿着。温尼科特认为，这些与物品的情感联结起始于婴儿意识中"咬"与吃奶的关联，同时他们还会轻抚床单、毯子、羊毛等。他写道："通过这种亲昵的抚摸，他们能够与周围某件东西建立一种关系，而这个物件可能成为对婴儿来说很重要的东西。"婴儿像吮吸母亲的乳房一样抓住这些东西，这件物品的感官属性——质感、气味——对他来说至关重要。虽然不是所有婴儿都会建立这种联系，温尼科特却认为它们的出现是婴儿情感发展健康的体现：这是安全感形成的一部分，也证明婴儿开始与物体建立关系。他写道："物件本身并不具有'过渡'性质，它们只是代表了婴儿从一种状态过渡到另一种，从与母亲为一体过渡到独立而分离。"婴儿给这个物件赋予了主观创造的属性，将它当成安全感的来源，尤其是在压力大、跟母亲分离时。

目前来说，我在研究不同来源证据方面的工作已经做完了，我相信这就是白色羽毛重要性背后的理论：一个失去亲人的人处于非常情绪化的状态，跟亲人分离对他来说无法忍受，于是他可能将自己失去的亲人和某个物件（或者声音、气味、触觉）联系起来，这个物件只是在他们想起逝者的时候刚好在旁边。就像我在痛苦地散步时看到了白色羽毛，满脑子想的都是保罗，以及我如何设法与他交流，于是开始依赖白色羽毛的出现。这些"感官线"对每个人来说都不一样（就像"过渡客体"对每个婴儿来说都不同），它们提供一种联结，这是人们安全感的来源，能让分离的痛苦稍微好承受一些，也许这是逐渐与逝者分开的一个健康阶段。时间流逝，关于逝者的回忆不可避免地淡去。C.S. 刘易斯写到他在妻子去世后的经历，重点描述了这种经历"就像雪花落在我关于她的记忆上，直到最后，她原本的形态已被掩藏"。同样地，感官线可能会被拉长，往不同的方向延伸，（羽毛或梦出现的频率会越来越低，出现时也不再清晰）却永远不会被遗忘，就像孩子们不会忘记自己童年依赖的物件。如温尼科特所说："父母经常被孩子的记忆惊到，他们还记得父母早就忘却的那块布或奇怪的小物件。如果那个物件还在，肯定是孩子知道它在哪儿，即使它藏在众多快要被遗忘的物品之中，也许它在底层抽屉的最里面，也许它在橱柜的最上层。"我的儿子总是能在他一团糟的卧室里找到"拉",即使是在开始上学后很久;我总是能随时随地警觉地发现一根羽毛,还总想把它捡起来。

当然了,遗留问题还是有的,感官线为什么只存在于我们与特定的逝者之间,而没有跟其他人发生关联?我和安妮都没有在母亲或其他重要的人去世时经历过知更鸟、羽毛之类的事,父亲也没有在母亲去世后产生任何感官联结。在我的调查中,大概只有四分之一的人称有过这种经历。然而,有过这种经历的人都说逝者去世的时候他们异常悲痛,描述当时的感觉时常用到"绝望""悲痛欲绝""迷惘""不能自已""害怕不已""心都被揪出来了""我不知道怎么活下去"这样的词,似乎他们跟逝者之间的联结都很强,也很重要。时间慢慢流逝,心理治疗也在继续,我还会发现跟保罗之间的联结究竟有多强。

大量研究表明，要想治疗取得进步，咨询师与来访者之间关系的质量是最重要的。客户与治疗专家的搭配至关重要，即使这方面的研究还非常少。

——《针对不同人的不同疗法》［英］安东尼·罗斯，［英］彼得·福纳吉

M继续向前
oving on
Again

回到现实世界，我的结论是，玛丽说白色羽毛没有用的话并不对，不过她强调找个伴侣有用的话没有错。我仍然不愿再去约会，却还是遵从她的意见，最后一次听了电话里的留言。如果这次也没有更好的选择，我就要放弃了。

我收到一条来自奈吉尔的信息，没过多久我们就聊上了。他用温暖、友善的声音告诉我，他开了一家连锁健康食品店，目前跟妻子分居。我们约好在一家我知道的酒馆见面。他说自己有一头卷发，身高中等、身材中等，我一开门就看到他坐在吧台。他用灿烂的微笑和温暖的拥抱欢迎我。我们坐下来聊天，一见如故。他人很好又有趣，还对我的话题感兴趣，我们之间有来有往的谈话跟杰拉德的单向滔滔不绝的对比简直不能再鲜明了。我们的谈话围绕着家庭、朋友、兴趣、相亲的乐趣和不快展开。几杯红酒下肚，他告诉我，我很漂亮。我听了微微一笑，想象也许我终于遇到"有感觉"的人了。谈话接着转移到工作上，他告诉我正在准备卖掉他的健康食品店。

"为什么啊？"我问道。就这样，这次见面开始走下坡路了。

"我得癌症了。"他说。

什么？我实在没料到这个，他看起来不像有病的样子。我震惊得说不出话来，不知道该如何反应。他继续说："我化疗了很久，但癌症还是扩散了，已经没有什么治疗的办法了。"

所以他的癌症是晚期的，是绝症。我这时候还是听不进去话，只是坐在那儿愣着神，试图消化这个让人震惊的消息。

他继续说："我的肿瘤医生告诉我，我顶多能活几周。我的律师让我尽快处理后事。"

"可你看起来状态很好啊。"我弱弱地说。

"我知道。"他说，"我感觉也很好，停止化疗之后一直如此。可谁说得准呢？也许癌症会奇迹般地消失呢，这种事也是有的。"

他补充说，这是他第一次告诉约会对象这件事，因为我太好了。可现在我们见面的氛围已经完全变了，不可能再回去，这种赞美也没有意义了。我变得警觉、恐慌，对他的情况非常同情，也为保罗、为自己难过。我很清楚这有多讽刺，我想找个伴侣是为了不再想死亡给我带来的影响，却要再次直面它。我们在停车场里紧紧拥抱，奈吉尔说："我们可以再约一次的，应该再约，是吧？"

但我们都知道，不会有第二次约会了。

奈吉尔的坦白让我极度不适，这让我想起多年前一个令人痛苦的案例。那还是我刚开始工作的时候，当时还没生孩子。我在一家著名儿童医院的儿童发展中心工作，有时候医院里的著名儿科专家会把难搞的来访者转到我们这里，让我们在精神健康方面帮助他们，可医生的要求只有"看看你们能怎么帮这孩子"。鲍比和他的家人就是这样被转来的。鲍比当时十岁，他患有假肥大性肌营养不良。我知道那是一种稳定发展的遗传性疾病，患者的肌肉会逐渐萎缩。这种病只影响男性，如今患这种疾病的男性只能活到二十五岁左右。我要跟一个儿科专家一起会见鲍比，我跟这位同事合作过几次，他人很好相处。

我们第一次跟鲍比的家人见面时，鲍比已经失去了行走能力，他坐着轮椅。他一头棕发，脸色苍白，还有一脸雀斑。他有些许超重，但很礼貌，我们问任何问题他都积极回答。他的妹妹莎拉年仅五岁，肤色也一样苍白，待人有礼貌，不过她有些害羞，不愿跟人交谈。他们的父母都是教师，可能快五十岁了。他们的母亲温柔而健谈，他们的父亲留着胡子，十分严肃，我注意到他总是背着一个背包，这让人觉得他随时可能出发，去附近的郊区徒步。

谈话很顺利，主要是因为我的同事很温柔友好，眼前的棘手情况丝毫没有影响他。我们之间的谈话大概是这样的：

精神科医生："所以你们一家人最喜欢一起做什么？"

妈妈："散步。我们在生孩子之前就喜欢散步，有了孩子之后跟他们一起继续这项传统。"

精神科医生："所以现在面对鲍比的情况，你们是怎么继续的呢？"

爸爸："他小的时候我会让他骑我的肩膀，可他最近有些重了，所以我们用轮椅推着他，找有沥青的路还是挺容易的。"

精神科医生："那你呢，鲍比？你喜欢散步吗？"

鲍比："还行吧。我喜欢下坡，那时候我能动得特别快。"

精神科医生（大笑）："你呢，莎拉？你有机会推鲍比的轮椅吗？"

莎拉："有时候能。我也喜欢下坡，不过妈妈说我要小心点。"

我们花了很多时间谈日常生活的实际问题，以及怎样给鲍比最好的生活条件。另外，我们还谈了一些纪律问题。这个话题对残疾孩子的父母来说总是很难，设定正常界线、规范行为的需求和过度保护、过度宠溺之间总是存在矛盾，尤其是在孩子的生命长度十分有限时。我尽力加入谈话，不过大部分时候我只是沉默地坐着，这些谈话对我来说太可怕了。我感觉房间里好像有一头不能言说的巨型大象：这个孩子要死了。我们都在想这个问题（或者说，至少房间里的成年人都在想——我不知道两个孩子是否被告知过），可没有人谈起。我感觉我们好像在参与某种集体的伪装，以免面对让人痛苦的现实。我不知道的是，几年之后，我的外甥也会在年仅十岁时去世。在我人生的那个阶段，我还没有足够的经验去面对，于是感到自己完全在舒适区之外，没有能力完成这项任务。我跟所有帮助他人的专业人员一样，总想帮这个家庭好起来。我们尽力了，我们的建议在表面上是实用的，可内心深处，我知道无论用什么方法都不可能真正改善他们的人生。

一天，鲍比的父母约了一次会面，这次不带孩子。我们见到他们的时候，他们自然而然地想知道是否应该告诉鲍比他命不久矣的事实。

"我们告诉他这个病的名称了。"他们说,"他显然知道他的肌肉在退化,但我们还没说到未来。"

我又一次感到恐慌,完全无法胜任工作。他们在向我征求意见吗?我可什么都不知道。我的年龄才刚过他们的一半而已,也没有孩子,面对死亡的经历也相当有限。当然了,我有职业的训练和阅读经验。于是我咽了咽口水,试着想该跟他们说些什么才能反映我的经验,同时透露一些我的真实想法。

"我无法想象你们现在是什么感受。"我说,"我没有孩子,但我明白这一定很难。你们不想吓坏鲍比,但也不想瞒着他。而且你们不跟他说的话,他还可能从别人那听来。我不知道,我觉得这个问题没有对的或者错的答案。也许我们需要一起来慢慢研究,搞清楚面对目前情况的不同办法,直到确定最让你们舒适的那一个。"

我觉得我的话开启了一次有效率的讨论,最有用的是思考不同年龄的孩子对死亡有怎样的认知(当然了,该怎么跟莎拉说也是一个棘手的问题)。但整个过程中我都很不舒服,我一直感觉在我们轻松谈话的表面下,有一股汹涌的波涛。

几周后,我们共同决定,咨询该告一段落了,我们进行了最后一次会面。孩子们给我们做了感谢贺卡,他的父母对我们的努力表示感谢。

鲍比的妈妈特别提到了我的一份贡献:"我知道这工作对你来说不容易,你还没有孩子。我也希望你知道,我们感激你的特别体恤。"这份感激对我很重要,鲍比的父母并不是拒绝看到他们的家庭存在的问题,他们只是在孩子面前说得很轻松。鲍比的妈妈肯定发现了我的不适，她没有贬低或忽视我的感受，而是评价了我的真实情绪。

我的注意力回到了可怜的奈吉尔身上。他也是拒绝看到他身上发生的事，假装一切都好。在死亡面前，我又一次感到强烈的不适。更重要的是，我意识到我的约会经历跟我面对鲍比和他家人的经历有很多相同之处：同样的不知所措、同样感到自己能力不足，我不知道如何带着挥之不去的深深悲痛面对这些约会；每次约会时，房间里都有一头大象（保罗），其他人对我的期待也让我十分不适；继续新生活和哀悼似乎是两种对立的势力在我心里开战，鲍比的父母当初一定也有这样的感觉。约会的过程让我的自信心备受打击，跟鲍比一家接触的过程也是如此，我知道我不想再经历一次这种感觉。

我还回想了鲍比的妈妈说的我对他们的理解和体恤，我意识到乔瑟琳对我没有同样的理解。她总想让我积极一点，继续正常的生活，不要再沉溺于约会中存在的痛苦基调。她都没有注意到我的感受，那我要怎么取得真正的进步呢？也许我记不住她说了什么，是因为她的话没有引起我的情感共鸣。我再次考虑是否要结束跟她的咨询关系，没过多久，一件事加速了我的决定。

我跟奈吉尔告别时，乔瑟琳宣布她要把诊所搬回自己家了。她家离我家更近一些，这对我来说更方便，所以我实在没想到这个变化会严重影响我的日程。

她诊所的新地址在她家的地下室，那是一栋维多利亚式的联排别墅。这里停车不是免费的，房间也不如以前明亮、通风。诊室很小，只能放下两把椅子，中间摆一张小桌子。桌上放着纸巾、一个花瓶。花束不是之前房间里那种精巧的捧花，而是稀稀疏疏的几根，同样的品种、同样的颜色。我注意到花瓶里有时候有百合，这让我不太开心，我讨厌它们过分甜腻的香味和会染色的花粉，还讨厌它们跟葬礼的关系。去这间地下室得下台阶，路过一大堆她的私人用品，这些东西被沉重的天鹅绒帘子遮着，遮得很笨拙。这场景好像她的头发一样，乱糟糟的。我讨厌这个新房间。我在这里不舒服，感觉快要窒息了。

夏日的某一天，一只马蜂从窗子飞进来，烦人地冲撞着窗玻璃。我三岁就怕极了马蜂，因为摘苹果的时候手心被蜇了。我根本听不进乔瑟琳在说什么。比起她的鞋子，我更在乎被困的马蜂。突然间，一个强烈的想法向我袭来，这个想法已经在我脑海深处徘徊许久：我好像被困住了，这一切都不对，这不是我想要的答案，我需要逃离。我告诉她我想尽快结束咨询关系。她很惊讶，建议我在接下来的三个月逐渐减少咨询的次数。但我知道我不会那样做。我跟她一直没有建立深刻的联系，我还是会再来几次，不然会显得很没礼貌。我的语音信箱里又有一条新信息，我将最后一次约会。结束之后，我会把约会这件事也放下。

克里斯操着一口南非口音，我一向喜欢这种口音，只要别有太浓的南非荷兰语味儿。我在车里给他打了电话（这时候已经有免提耳机了），他没有拐弯抹角，直接建议我们第二天傍晚去喝杯酒，地点又是一家酒馆。这家酒馆（他选的）跟其他的不一样，就坐落在大街上，周围全是沥青路，装潢很难看。进了门，里面空旷而吵闹，廉价的装潢被闪烁不停的水果机灯光照亮。克里斯个子高、肤色浅，挺好看的，可他的傲慢一眼就能被看出。他先是上下打量了我一番，然后给自己点了一杯酒。我们在门边一张有风的桌旁坐下，他毫无铺垫地开始讲他之前约会的故事。他主要是告诉我，他只喝一杯酒就走。如果他开始喝第二杯，那就是这女人还不错，不过最近他遇到一个挺喜欢的，跟她一起吃了晚餐。他好像是在用什么测试来考验我，于是我深吸一口气，把魅力值开到最大，给他简述了我最近的生活。他似乎有一些兴趣，尤其对我住在一个大房子里，还有工作这两点非常感兴趣，他提出再喝一杯。这么说，我第一轮赢了。

他从吧台回来时，想听我家事的详情。这时候我还没提到我有孩子，他听到我还有个儿子跟我住在一起，显然不太开心。不过这并没有阻止他继续盘问，我渐渐意识到他真正的意图——他想周末来我家住。我震惊了，我才刚刚认识他，跟他相处的时间越长，我就越觉得他自恋又烦人。我不想继续激他，于是冷静、理智地列出了这个想法不好的所有理由。原因之一是，自从遭遇了巨大的创伤之后，赛门和我一直在小心地维护稳定的生活，而他很快就要参加一次大型考试了。克里斯听了没有一点反应——实际上他还爆发了："所以问题在哪儿？你儿子难道不习惯家里有客人住吗？"

这非常"南非"的委婉说法让我也爆发了，我站起身告诉他我要回家了。我们在停车场里生硬地告别，我看着他的奥迪敞篷车发出尖锐噪声离开时的尾灯，心想，哈，就这样结束了。我再也不会约会了，回家的路上我一直在哭。

接下来的几周，我决定重新掌控自己的生活。我删掉了自己在网络上的所有痕迹，不再听语音信箱。同时，我知道必须在乔瑟琳逼仄的地下室里跟她见最后一面，忍受烦人的百合味，以后就再也不用给她钱，也不用每周给她家旁边的停车场付费了。毕竟我决定不再约会了，也没有短暂情缘的故事讲给她听了，我能说什么呢？这个月底，我就终止了跟她的咨询关系，靠自己站稳脚跟，脚上只有低调的黑色脚踝靴，再也不用看儿童画皮鞋了。

之后的一段时间里，一切都好。我忙着工作，帮赛门为考试复习。我们一起用一卷墙纸做了一个巨型复习时间表。接下来的几周里，我学了不少知识——不同的宗教、安乐死的道德辩论、《人鼠之间》、计算固体的体积、倾听植物呼吸、看元素周期表等。

一天傍晚，我们在为他第二天的法语口语考试进行练习，话题是家庭。（以下对话为法语。）

我问他："你家里有谁？"

"有我妈妈。"他说。

"嗯，你妈妈怎么样？"

"她挺老的，不过人很善良。"（好吧！）

"你有兄弟姐妹吗？"

"有，我有一个姐姐，她二十二岁了。还有一个哥哥，他二十岁。"

"你爸爸呢？"

"我爸爸去世了。"

我惊呆了，却还是试图掩藏。毕竟他的亲生父亲活得好好的，去世的是他的继父。我们还没好好谈过，两个人似乎都不想让对方更痛苦，可是在这一刻，我们用外语交谈着，我却隐隐感到保罗的死对赛门的影响有多大。

临近仲夏时，我把房子挂在了房市上。房子太大了，维护费用昂贵，赛门和我都同意换个房子，我们搬去城里住会更好。九月他就要去那儿上第六级学院了。他的法语得了 A，其他成绩也都是 A 或者 A+，我太为他自豪了。他的乐队去克罗地亚演出的时候，我作为监护人助手也跟着去了。在那儿，我在黑夜里开车穿过伊斯特拉半岛的群山（保罗，你一定会为我骄傲的），背着拴在快艇上的降落伞在空中翱翔，没有人可以说我不努力。可是回到英格兰后，一件事让我感到夜里在房子里独处很可怕。

这座房子很老，地点也偏僻，周围全是高高的松树。一天晚上，我睡熟了，突然感觉有人在摇我。赛门穿着平角裤站在床边，吓得浑身发抖。"妈妈，厨房里有人。我听到外面路上有嘎吱声，杰西跟疯了一样。"我们的狗确实在愤怒地狂吠。我的心开始狂跳，脑海里闪现的第一个想法就是："保罗要是在会怎么做呢？"我知道他会下楼去查看，于是我告诉赛门，我们必须下去看看。我的手机在床边，我抓起手机拨了报警电话的前两位数字，心想如果楼下真的有小偷，只需要再按一下就能打出去了。赛门先回自己的房间，很快又回来了，手里拿着一根金属棍。我还在想他从哪儿弄的这根棍子，突然意识到这是他锻炼用的——他把杠铃两端的杠铃片取下来了。

杰西的叫声突然停了下来，这个安静显得突兀。我的第一反应是"楼下那个人把它杀了"。我们踮着脚尖下楼，我穿着睡裙，握紧手机；赛门穿着平角裤，拿着棍子。可我们到了厨房门口，发现这里静悄悄的。赛门沉着地掌控了局面，他将棍子举过头顶，悄声说："妈妈，我数到三，你就打开门，我去打他。"

我没有时间抗议，甚至没有时间思考后果，他已经在数了。

"一——二——三！"

我猛地推开门，看到什么也没有。厨房看起来跟平时的夜里没有任何区别，晚餐的盘子还堆在水池里，杰西在它的旧沙发上睡着了。我们犹疑地在厨房里巡视，检查窗户、后门，还以为会有人从黑暗中冒出来，可这儿没人。我们终于确认了之后，又检查了一楼所有房间的窗户，没发现什么异常，然后就上楼了，赛门依然很不安，他相当肯定听到了异响，包括有人站在他窗户下面说话的声音，嗓音深沉、类似咆哮（这是他的原话）。这也许是他听多了重金属音乐，做梦梦到的，可我们永远无法确定了。他问我他能不能在我的房间睡，于是他把自己的床垫拖了进来，放在我床边。

即使房子里没有人，这件事也让我惊魂未定，每天一到傍晚，我就越来越害怕天黑之后待在房子里。这栋房子卖不出去，赛门上大学时，我终于把卖房信息撤了。独自挨过又一个漫长黑暗的冬季，我又陷入了抑郁。我还是会起床、喂宠物、上班、购物、做饭，可这一切都感觉像是机械动作，与现实是脱离的。电话响了我也不会接，找理由拒绝一切社交，只跟妹妹和最亲近的朋友见面。

我经常想为什么要赴那么多约会，现在想起来真是荒唐。虽然玛丽一再建议，我还是觉得为自己"打广告"太难为情。我也会想起乔瑟琳，想到我同意转到她那儿的原因，思考我跟她的咨询是否有用、有意义。然后，我突然意识到，两件事之间是有联系的——乔瑟琳是我失去珍妮弗时找的替代咨询师，珍妮弗和我之间有情感联结。我知道珍妮弗想让我另找一个咨询师，于是我照做了。而这些约会对象是我试图为保罗找的替代。虽然我知道他准许我找一个人替代他，却还是在意识到他们不是他——也永远不可能是他——时感到他们不适合。

我一直没有意识到我在做这种直接的比较，但是现在一想，佩德罗太瘦了，保罗则比较壮实；他的声音尖细，保罗则声音浑厚；他的大黄蜂毛衣跟保罗的深蓝色密织球衣相比是那么奇怪。马克不会开车、不会用电脑，而保罗有着傲人的车技，还自学了组装电脑。这些约会对象都"不对"，因为他们不是保罗，就像乔瑟琳"不对"，因为她不是珍妮弗。他们给我提供了躲避悲痛的短暂出口，就像乔瑟琳在我被珍妮弗抛弃之后给我短暂的休整时间。但是我永远不可能像依赖珍妮弗一样依赖她，因为对珍妮弗的依赖给我带来的是极大的失望。乔瑟琳不过是我尝试约会时的传声筒，我几乎不记得她跟我说过的任何一句话——就像那些男人也没跟我说过一句有意义的话。

这些观点帮我理解了自己在做什么，可它们也让我觉得无比失落。面对一连串的家庭问题，我意识到保罗永远离开了，而约会并没有给我提供情感替代，悲痛再次汹涌袭来。就像斯蒂芬·格罗斯写的："对于逝者来说，他们有了结。可是被留下的人没有。为亲人离去而悲痛的人要继续生活，而这种悲痛会伴随他们的余生，它重新出现的可能性永远都在……悲痛有时就像潮汐，没有预警地重新出现……悲痛会让我们猝不及防——即使在失去亲人多年之后。"

一种阴暗的恐惧渗入我的身体，把我拽下去，困在那里。羽毛一如既往地给我带来些许安慰，可它们的深度依然不够。保罗似乎太远了，在我脑海最偏僻的角落。在我们同样偏僻的家里，我还是那么孤独。之前，我靠着乔瑟琳和跟不同的人的约会让自己分心，可这些也不过是短暂的慰藉。我又开始不知所措，这时我想起一个来访者，即使他的咨询内容与丧亲毫无关系——至少一开始并没有关系。

有一天，我在儿童发展中心的办公室里，一个儿科同事敲了敲我的门。

"真抱歉打扰到你。"她说，"我想请你看一下这个男孩。他快把我的房间毁掉了，我真不知道该怎么做了。"

这并不常见。她是一个经验丰富的医生，多年来治疗了很多有学习障碍和行为问题的孩子。我抓起一只气球和一瓶泡泡水跟她走了。我们进了她的房间，麦克斯确实在毁灭这里。房间里到处被扔着纸、蜡笔、拼图块、纸巾，他此刻正在往外拽电话线。他的母亲和一个年长的女人在批评他，试图用糖和呼啦圈把他从电话旁引开，但这些都没有用。我后来才知道那个女人是他的外祖母。我看了看这混乱的场面，把气球吹大，然后把它举到头顶放了气。气球发出难听的"放屁声"，在房间里飞了一圈，麦克斯立刻停下了手里的动作。他不喜欢这声音——他用双手捂住耳朵——不过至少他放下了电话线，给我足够的时间做出下一个动作——拿出泡泡水吹了几个泡泡，这招管用了。他跑了过来，用手指戳了一个泡泡，然后跳起来去戳更多。这之后跟他对视就容易多了，我让他冷静下来，劝他在儿童桌旁坐下，甚至还完成了一两个简单的拼图。他每配合一次，我就用泡泡奖励他。

对我来说，那个下午开启了我和麦克斯，以及他家人的长久关系。麦克斯当时三岁，有自闭症和学习障碍，他的行为一向难以控制。他的母亲克劳迪亚四十出头，是个单亲妈妈。对于麦克斯的行为问题，克劳迪亚的态度与她面对麦克斯成长的一切问题一样，消极、实事求是。"他一看到我的孕肚就不见人影了，我再也没见过他。"提起麦克斯的父亲，她只说了这么一句话。她跟母亲格洛丽亚住在一起，格洛丽亚大部分时候都会跟她一起参与麦克斯的治疗，我们共同努力控制麦克斯的行为问题。后来有一天，克劳迪亚自己来了，她看起来很沮丧，泪眼盈盈的。她说格洛丽亚确诊患了乳腺癌，癌症已经扩散。我再也没见过格洛丽亚，她的病情恶化得很快，确诊几周后就去世了。克劳迪亚绝望极了，失去格洛丽亚对她来说不光是失去了母亲，还失去了一个伙伴，母亲在她的日常生活和麦克斯行为问题的控制上都扮演着重要角色。

之后的几周里，克劳迪亚自己来见我，专门挑麦克斯在托儿所的时候。我们从未讨论过这种安排，只是自然而然，这似乎是她那时最需要的，而我也觉得不错。最终，克劳迪亚感觉好一些了，麦克斯去上学了，我们的会面也就此结束。我跟他们保持着联系，因为麦克斯的情况好转后可以参加儿童中心每年一次的课程了。克劳迪亚总是很激动地带他来。多年后，我们在参加这个课程时边喝着咖啡聊天边等麦克斯，克罗地亚告诉我，我们两个的单独见面对她来说很重要。

"对当时的我来说，有人倾听太重要了。"她说，"我记得当时有多难过，而你从来不介意我哭。我哭的时候麦克斯不太能接受，他害怕。我太需要一个人来接受我的情绪了。"

我绝望的情绪再次泛起时，又想到了克劳迪亚的话。我还是觉得，如果我想要真正好转，就需要跟一个心理医生建立深刻的联系。我的教育和职业一次次教会我，对于难过的人们，心理咨询能够帮助他们，我知道它就是我消解痛苦经历的关键。我跟乔瑟琳的关系并不深刻，跟珍妮弗的才算，可她离开了我。即便如此，我还是愿意再次尝试，于是我又开始寻找。

这一次，我得到的推荐是一个叫玛格丽特的心理咨询师。她住在大概十六千米外，打电话时她很友善。她的家是一栋二十世纪六十年代的老房子，周围是杂乱的花园。我接到的指示是去侧门按门铃。她给我开了门，我看到的是一个跟我年纪相仿的女人，戴着眼镜，头发梳得光滑、挽成一个低发髻。她带我进了一间没什么家具的大房间，房间的主色调是琥珀的米色。沙发一端摆着卷起的汽车地毯，还有两把维多利亚式扶手椅，她示意我坐在其中一把椅子上。墙上挂着一两幅油画，内容是花草树木。一个小书架上摆着弗洛伊德和其他心理学家的著作，还有一些挺好看的素陶艺碗。玛格丽特在我对面坐下，我们之间是那张无法避开的矮桌，依然摆着纸巾盒，这次桌上没有花。她看起来很有条理，邀请我讲述自己的故事时表现出关心的样子。在她面前，我可以轻松地讲出关于保罗去世的事，还能畅谈我的抑郁问题和家庭问题——包括目前的家庭和原生家庭。她没有对哪一个话题展现出特别的兴趣，只是对我说的一切都真诚地关心。我喜欢她，我觉得我们有"那种感觉"，这让我大松一口气，我同意每周来见她。也许这次，咨询真的能帮到我。

从此以后，我开始一点一点变好。我跟玛格丽特谈话时，意识到我并没有一直讲保罗的死给我带来的伤痛，而是开始将失去保罗和我生命中发生的其他事联系起来，有些事是最近发生的，有些则是很久以前的。

开始与她会面几周后，我去了理发店。我每六周去理发一次，就能免费看女性杂志，这些是我从不会买的，我趁做头发的时间痛快地看。我通常能在染发时看完一本《Hello!》或者《OK!精彩》。这一次，我看到一篇文章，说的是"索取者与给予者"。作者称一个人的所有朋友都能被各自归类为其中一种。"索取者"是那种让你感到身心俱疲，把你当作传声筒的人，或者说，他们会自以为是地侃侃而谈，吹嘘自己及其成就。"给予者"则是那种让你感到温暖的人，因为他们总是在乎你，倾听你。我开始不自觉地给我的朋友们分类，惊讶地发现我的朋友中有不少"索取者"。实际上，我经常会被卷入这样的情况，一些"朋友"跟我出去共度傍晚，可所有的话题都是关于他们的，这时候我会感到被利用了，而在此之前我都没发现这是个问题。我跟玛格丽特提起这件事，她也很感兴趣。

——你能再提供一些信息吗？

——人们总是告诉我，我是个很好的倾听者。我想这也是我选择助人作为工作的原因。

——但是你说你感到被利用了？

——嗯。不是被来访者们利用，因为我的工作就是倾听他们。是我感到被一些朋友利用，因为我花好几个小时听他们说话，可他们对我一点都不感兴趣。我感到被利用了，而且很累，但我从来都不说。

——你知道这是为什么吗？

——我想我从来都不擅长说出我的需求。我小的时候就很乖，永远负责任、永远照顾妹妹们。

——还有吗？

——我最早的记忆之一就是妹妹出生后从医院回家。妈妈告诉我，我要坐在婴儿房的矮椅子上抱着她，给她喂奶粉。我那时候才两岁半，却有了一个妹妹。我照着妈妈说的做，从那以后，我就一直做一个乖乖女，总是想让妈妈开心。

——这就意味着忽略你自己的需求吗？

——没错。我很快注意到，最容易得到父母注意力和赞赏的办法就是表现得聪明。我记得幼儿园的时候学认字——玩认字卡片，看识字书。我觉得这些非常简单，很快就能流畅地阅读了。我的老师很开心，妈妈也一样。之后，我一直在班里名列前茅。我这样优秀了很多年。完成博士学位后，我们在皇家阿尔伯特大厅外照了一张照片，妈妈的脸上挂着灿烂的笑容，我穿着红色的博士学位服，当时已经怀上女儿四个月。妈妈得知我完成博士学位比得知我怀孕时还激动。

——所以，你在学术上的成就在你母亲眼里比你个人情感生活更重要。你对此有什么感觉呢？

——我说不清楚。我总是焦虑，觉得自己不够好。我还总感觉低沉、空虚。

玛格丽特把我刚刚说的感觉和我一开始的话题联系起来了。

——你觉得自己被利用的时候，是否也有"低沉、空虚"的感觉呢？

——是啊，应该是同一种被抽干了的感觉。

——也许你总是被索取者吸引，因为你太习惯取悦别人，做正确的事，不考虑自己，是不是呢？

——是的，可能是这样。我讨厌冲突，讨厌冒犯别人。保罗死后，这种情况更严重了。他是一个完全的给予者。他总是很温暖，让人安心，他总能聆听我。他不在乎我唠叨多久工作的事、我母亲的事，任何事——他总是试图理解我、总是支持我。

——所以你尤其擅长理解、迎合别人的需求，这点跟你的母亲和你的一些朋友完全不同，是这样吗？

——嗯。我的母亲总觉得我想要的太多，不论我多努力地讨好她。我的一些朋友总想让我当传声筒。而跟保罗在一起时，我可以做自己。他喜欢我本来的样子，我不需要努力去讨好他，这就是我无法忍受他离开的原因。

玛格丽特让我谈谈我的父亲，问他是否给予我支持。

——不完全是。他不批评我，可他也不怎么注意我。他在我童年时有一些疏远。他总是在背景里，在书房工作，在工具棚里修什么东西、造什么东西，可他从来没有真正参与到家庭生活的琐事中。

——还有什么吗？

——他是在萧条时期的新西兰偏远地区长大的，环境封闭。"二战"后，他在一艘货船上洗了几百万个盘子才成功来到欧洲。我想，因为他来自贫穷的环境，靠辛苦劳作走到现在，所以格外努力。我从来没见过他雇人在家里建或者修任何东西，所有的活都是爸爸自己做的，包括一些刷墙、装修的工作。我们住在一栋又大又潮湿的爱德华时期的房子里，他装修完了所有房间，就又要开始重新修缮了。他还很会给我们姐妹做东西：他在我们喜欢的一棵树上建了一个树屋，我们从前会在那里野餐、玩离家出走的游戏；他在花园里立了一根铁杆，这样我们就能在上面翻筋斗、倒挂；我们想玩骑马游戏时，他在草坪上做了很多"障碍物"；他给我们的荷兰猪做了笼子，还给我们的松鼠做了一个由网、树枝组成的窝和木头走道；最厉害的是，他用木板和旧飞机轮子给我们做了一个推车，我们把它拖在自行车后面，骑着下坡。

——所以，他还是以自己的方式参与了你们的童年。

——算是吧。我想，他是以实用的方式展示他对我们的爱，但是他对生活的态度像个清教徒，这对我而言不好过。直到今天，他还从未在饮食方面花过钱，他现在依旧在穿1949年结婚时的西装。我们家里没有集中供暖，冬天上学的日子里，我们只有一片电暖气，穿衣服的时候都得凑在旁边，家里的窗户内侧还有冰。我们家的车都是老古董了，经常坏。记得有一次，我们在严冬开着露营车去德文郡，车上还载着煤气炉，因为车里没有空调。现在回想起来，那可太危险了。

我们去北威尔士和怀特岛露营，帐篷没有底，帐篷顶也是漏的；同学家早用上彩色电视机了，我们家还用了很多年小小的黑白电视机；我们从来没有新自行车——爸爸总是能找到旧自行车，并把它修好。我还记得十岁生日时，发现我的"生日惊喜"是一辆爸爸从垃圾堆里翻出来的橙色自行车，那时候的失望太沉重了。我当时许愿要一辆崭新的兰令自行车，要蓝色的，跟我最好的朋友那辆一样。我们很少在生日、节日时去饭店吃饭，我总是会自动选择菜单上最便宜的菜……现在还是这样。

玛格丽特不做评价。

我安静地坐着思考了一会儿才再次开口。

——我想，爸爸没有照顾我们的物质需求，甚至唾弃它们。妈妈呢，不太在意我们的情感需求。保罗在这两个方面都拯救了我。他在情感上给我支持，也不介意花钱提升生活质量，去好的地方旅游。

玛格丽特听了也想了一会儿，然后向我提出一个问题。

——你似乎很擅长发现自己的哪些需求没有得到满足，也知道哪些朋友在利用你。所以，也许你现在应该开始思考怎样满足自己的需求了吧？

嗯。这个问题挺难回答。我明白她的意思，可同时生活在继续，也给我带来更多新的挑战。

我又开始试图卖掉房子，可房市不太好。有一天，房产经纪人突然给我打电话说他找到买家了。第二天早晨，汤姆林森一家就开着他们闪亮的黑色路虎来了。汤姆林森先生是个说话直接的人，像是在做生意，不想谈任何与买房无关的事。他的妻子身材娇小，唯唯诺诺，对我友善多了。她给我讲了他们的三个孩子，她觉得这栋房子做家庭房很合适。我看得出她真心喜欢房子。汤姆林森先生似乎被她的热情惹恼了，想让她闭嘴，我很快就明白了其中缘由。在交易时，我发现他极度厌女、过度严肃。他只愿意通过（男性）房产经纪人跟我打交道，他的主要目标似乎是靠挑房子的刺来尽可能多地砍价（这是一栋爱德华时期的房子，房顶还是最初的，没改过，所以他确实能挑出很多刺）。

我跟玛格丽特抱怨了他。

——他真是个浑蛋。他想从我身上能抠一分是一分。他觉得我一个女人没有帮手，他就能随便欺负我。

玛格丽特的回应一如既往地冷静而克制。

——所以你觉得他是在压榨你？

——是啊，当然了。

——那你跟他说了什么？

——什么也没说。我不想惹他，免得他不买房子了。

——可你不是生他的气吗？

——是啊，我当然生他的气了！

玛格丽特没有作答。她安静地坐着、等待着，冲我微微挑着眉。（心理咨询师的眉毛都是怎么回事？珍妮弗也喜欢这样做——那种询问的表情，邀请你继续说，却不需要将要求说出口……）这时我突然意识到，我们又回到了曾走过的路，我又在以习惯的方式小心谨慎地回应，不希望影响当前的局面。我对自己很失望。

——好吧，好吧。我懂了。我又要像平时一样被人踩在脚下了。我在试图讨好他，我知道就像我以前想要讨好我的母亲一样。

这次谈话后，我试着思考自己的需求，我找到了决心，不会让汤姆林森先生得逞的。我找了粉刷匠和设计师，把每个房间都重新粉刷，刷成浅桃色和浅蓝色（这些算是珐柏专利米色的廉价版本），告诉汤姆林森先生他的出价要是达不到我的要价，这房子我就不卖了，我要租出去。我惊讶地发现，这居然成功了。他掏钱做了全面调查之后，我就确信他是认真的了。我这次没有动摇自己的立场，房子真的要被卖出去了。不过这意味着我要找个新地方住了，还要打包近二十年的家庭用品，很多东西都得扔掉了。

"丧"可以形容我们生活的许多方面，不光适用于失去亲人。悲痛可能源于丧失一段感情、一个宠物、一个家，孩子离家，退休，甚至失去信任。

——《一个人的疗愈》

［美］约翰·W.詹姆斯，［美］拉塞尔·弗莱德曼

依赖与分离
Attachment and Separation — 第七章

找一座新房子很容易。艾米丽和我一下午就看了三座房子，我们都觉得其中一座非常完美。这座房子比我原来的小很多，不过采光好、空间大，离市中心只有五分钟路程，有各种便利设施，包括一个泳池，它就在街角。这是一座维多利亚联排别墅，周围有不少其他房子，我觉得这样晚上会感觉安全些。于是，我报了价，成交了。

收拾旧房子里的所有东西占用了我几个月的空闲时间。巨大的阁楼满是蜘蛛网，漏雨的马厩也堆满了垃圾，不过里面也有一些东西吸引了我的注意力。一张装裱好的证书证明我是1960年《儿童报》全国书法大赛的冠军。一封信似乎是在佐证这件事，这是我当时给父母写的，用铅笔在画好的直线上写着工整的字迹：

亲爱的爸爸和妈妈：

我在迪姆彻奇很好。泰莎和我每天都去海里游泳。我穿着新的泳衣，希望你们一切都好。

　　　　　　　　　　　　　　　　爱你们的凡妮莎

　　我被这封信正式的语气惊到了，小时候真的感到自己与父母之间的交流很少，我记得那次度假还有些想家呢。我跟一起度假的那家人并不太熟（他们的女儿是独生女，所以想找个小孩陪她），那家的父亲很爱带着我和泰莎一起去海滩散步，穿着拖鞋踩水母。我觉得这么做既可怕又恶心，可怕是因为水母有可能会蜇到我们，恶心是因为水母被踩破了会溅得到处都是。

　　我跟玛格丽特讲了这些，她鼓励我再讲讲对那封信的看法。

　　——这封信可以说总结了我是一个怎样的孩子。信没有任何错处，我告诉父母的都是他们想听到的：我玩得很开心。可我其实并不开心，我只是把不好的感受都藏在心里。

　　——你能给我讲讲那些不好的感受吗？

　　——主要是焦虑，我小时候有特别严重的焦虑。我很努力地想做到完美，可我总是担心自己做得不够好，或者会有坏事发生。

　　——你知道这种焦虑是从何而来的吗？

　　——我母亲也是个非常焦虑的人，她什么事都担心。如果爸爸上班回家迟了，她就会觉得是出了什么意外；妹妹和我要是遇到问题，她就会把小问题变成天大的灾难。她总说这是因为她失去了自己的第一个宝宝——我的哥哥帕特里克，之后她就无法再信任这个世界。我不知道这是否是真正的原因，因为我不知道我出生前她是怎样的。

——她有没有跟你谈过哥哥的死？

——嗯。谈过一点，不过爸爸从来没提起过他。他是个足月的正常宝宝，可是生产时，他的脖子被脐带缠住了。我母亲去的要是家好医院，医生就会给她做剖宫产，哥哥可能就不会死了。可她去的是一家私立养老院，哥哥就这么被脐带勒死了。我想她大概非常内疚——毕竟她也是个医生。她总是让我们姐妹几个都保证，生孩子一定要去正规医院。

——那你是哥哥去世后多久出生的？

——一年多一点，我想，我就是替代他的孩子。我总是有种强烈的感觉，我得补偿什么，必须什么都做到极致，让他们为我自豪。

——所以你试图替代哥哥，满足他们对他的期待吗？

——我当时没有那么想，是长大后才想到了这一点。我觉得爸爸一直想要个儿子，妈妈可能也是吧，最后他们得到的是我。我就有种强烈的感觉，总觉得必须努力才能让他们开心。妈妈可能也对我和妹妹们保护过度，因为帕特里克死了……至少，她总是担心我们，尤其是我们不在家的时候。

——听起来，你小时候很在意母亲的感受和需求。也许你觉得她无法忍受你强烈的情绪。

——是的，我绝对有这种感觉。记得有一次我进了医院，我不知道住了多久，也许有几周吧。我伤了腿，一条腿吊在那种牵拉带上，伸展腿用。我当时三岁左右，那时候孩子们住院都是自己在医院，父母只能在探视时间看望。我记得妈妈有一次来看我，她一离开后我就开始尖叫，一边叫一边看着她走向走廊另一边。她回来后告诉我要安静，不要乱闹。

我想到这里居然泪水充满眼眶。玛格丽特说，我被那种绝望的感觉击中了，也可能是一种孤独感，一个小女孩被母亲抛下的孤独感。

我被这封短短的信揪出的回忆惊呆了。显然，我惧怕任何形式的抛弃，这是由来已久的问题。怪不得布莱欧妮和我在爸爸妈妈搬家去德文郡那交通不便的区域时感到被抛弃了。

经历了几个月的打包，我似乎把每分钟的空闲时间都用了起来，我已经尽我所能收拾好所有东西了。还剩下几件大型家具没有着落，它们装不进新房子，于是我问了汤姆林森一家想不想便宜买下。他们乐意留下家具，可是不愿给我一分钱。于是，搬家的四天前，我还剩下一个煤气炉、两个标准大小的蹦床、一张松木餐桌和配套的十把椅子、一个洗碗机，还有一个巨大的冰箱。这一次，我终于把自己的需求放在最前面，我决定不能把这些东西白给汤姆林森一家，于是和两个儿子把蹦床拆了，一个以十英镑的价格卖给了邻居，另一个则开着车拉到了德文郡的父亲家。我找到了一个卖二手家具的人，他愿意买下松木桌椅，我的儿子威尔把炉子挂在二手网站上。第二天早晨，一个男子从埃塞克斯开车来，用二十英镑一张的现金支付了一千英镑，买走了炉子。我不得不叫醒前一晚在家里睡的所有年轻人，帮我一起把炉子搬进他的面包车。可以想象，他们都睡眼蒙眬、闷闷不乐，可我却满心成功的欣喜。冰箱和洗碗机只能留下了，冰箱经常出问题，里面还装着被冰冻住的豆子和冰激凌，而洗碗机几乎每周都会害得厨房发洪水，所以这些便宜汤姆林森一家了，他们脸上胜利的笑容很快就会消失的。

我坐上车，这是最后一次从前车道开走，心里五味杂陈。这栋房子和这个花园装满了我的回忆，很美好，但也有些可怕。想到我再也没法看到这栋房子内部的样子，我就很悲伤，毕竟它在过去的十九年里都是我的家。我很清楚，赛门的高中毕业考试不远了，他也很快要去上大学了，家里只剩下我一个人。再失去一个人的陪伴、只身一人，对我来说很可怕，这让我措手不及。我开始在跟玛格丽特见面时哭，一遍又一遍地告诉她我无法忍受再次失去一个生活中的顶梁柱。

——我知道我已经不是任何人的妻子很久了。我已经接受这个事实了。但我不能接受不做一个母亲。我做母亲已经二十五年了，这是我目前为止做过的最重要的事。没了这个身份，我该怎么找到人生目标呢？

保罗去世后，孩子们在很多方面需要我帮忙。这一直是我继续生活下去的动力。他们不再需要我了，我还怎么活下去呢？过去四年里，赛门是唯一跟我住的人，也是我的伙伴，他的哥哥姐姐都不在家了。如今他也走了，我怎么承受孤独呢？

玛格丽特耐心地听我说完了这些，可她回答时却对我的担忧表示难以置信。

——你怎么会觉得孩子们不在家住了，你就不是母亲了呢？你为什么要为他们预设"看不见"就是"不去想"呢？他们不在你身边的时候，你就不想他们吗？他们就不是你的孩子了吗？……不论他们在哪儿，你永远都是他们的母亲，不是只有你照看他们的时候才是吧？成功的家庭教育也会让孩子们有自信跟父母分离，自己去闯世界对吧？

我思考这些问题，在车里、在超市里，甚至跟杰西散步的时候。这让我想起一个小来访者和她极度焦虑的母亲。珍妮特是个瘦弱的女孩，一头浓密的棕发剪成了严肃的波波头。她额头高挺，眼睛很大，这是一种罕见病症的结果，病的名称太难念了。她矮小的身材也源于这种病症，当时她两岁多了，却不会说话，刚开始蹒跚学步。她是因为睡眠问题被介绍到我们诊所的，带她来的是妈妈穆瑞尔。穆瑞尔年近五十，她说珍妮特是一个"错误"，在她的三个大孩子都成年、离家之后才怀上的。她的丈夫约翰对怀孕这件事气愤万分，没给穆瑞尔什么支持。他是一个长途货车司机，因此长时间不在家。穆瑞尔疲惫、憔悴地回忆了珍妮特有多难哄睡，每晚总是醒来。

"我一把她放在床上她就会哭。我必须在她身边待到她睡着，可是她一听到我离开房间，就会尖叫，这下又得重新开始。大多数时候，我都得从房间里偷偷爬出来，这样她才看不到我离开。"她接着描述了典型的夜晚接下来会发生的事："她至少每小时醒来一次，然后尖叫。我试着哄她，但这没用。如果约翰在家，他就会嫌吵、生气，所以我得带着珍妮特在客房睡。如果约翰不在家，我就试着让她自己睡觉，可有时候她的尖叫实在太厉害了，我还得带她睡在我的床上。"这次咨询中，珍妮特一直坐在母亲腿上，抓着她带来的玩具兔子，有节奏地用兔子的一只耳朵蹭自己的鼻子。

表面上，这似乎是某种典型的、我们常见的睡眠问题：孩子缺乏正常的睡觉程序，疲乏的父母最终总是会在孩子的要求下放弃坚持，这样孩子更有可能再次醒来。给这些父母提供一些建立良好睡眠习惯、设定规律的睡眠程序等相关的教育，并跟他们一起商定孩子半夜醒来时的对策，就能解决这个问题，一般情况下能很快奏效。于是我给穆瑞尔一份睡眠日记，让她先记录着，根据指示一步一步建立睡眠习惯——可是这没用。几周过去了，穆瑞尔表示珍妮特夜里醒过来的次数更多了，她这次来的时候看起来也更憔悴和不修边幅了。珍妮特还是坐在妈妈的腿上，安静地抚摸着她的兔子玩偶。一天，我决定问个究竟，了解一下珍妮特，这时候我才明白了问题的根源所在。我带了很多玩具来跟她们见面，都是适合珍妮特这个年龄和发展阶段的，可是她拒绝从穆瑞尔的腿上下来，不愿看看这些玩具。"你能试试吗？"我问穆瑞尔，"带她到桌前，看看她愿不愿意玩玩具。"

可是穆瑞尔一起身，珍妮特就紧紧抱住她尖叫，我们什么方法都尝试了，唯一让她安静下来的办法就是让穆瑞尔再次坐下，继续说话。

这次会面结束时，我对穆瑞尔说："我下次想试点不一样的。你能从家里带一些她最爱的玩具，把它们放在桌上或者地上，然后跟她一起玩吗？不要坐着跟我谈话了，只跟珍妮特玩就行了。"

穆瑞尔听到这个建议，似乎有些紧张，但她还是同意了。接下来的几周里，我们以非常缓慢的速度有了进展。一开始，珍妮特更愿意自己一个人玩玩具，不过渐渐地，她开始允许我加入她和穆瑞尔，并给了她我一些玩具。然后，我们从托儿所邀请了一名特殊需求护士，珍妮特最后终于可以跟着护士去托儿所和其他孩子玩了，前提是她能带着她的兔子。

这给了穆瑞尔和我单独谈话的机会，她给我讲述了珍妮特出生后家里遇到的种种困难。

"自打珍妮特出生，约翰对我的态度就不好。他根本不想再要一个孩子，更别说一个有问题的孩子了。"

"所以你跟他的感情受影响了吗？"

"我们没有感情。他一离家就是好多天，回了家也是拿着啤酒坐在电视机前，忽视我和珍妮特的存在。"

"那你对此有何感受？"

"难过、生气……最重要的是疲惫，因为我得为珍妮特做所有事，还要管房子、家庭。大多数时候我都觉得自己是个单亲妈妈，我这个年纪早就不该做这些事了。"

她说起自己的情况总是会哭，但问到她对珍妮特残障问题的看法时，她又会表现出对珍妮特的强烈保护欲。

"我觉得她好可怜啊，小家伙。周围发生的大多数事她都不理解。我只有她了，我太爱她了。"

她的这句话成了解决问题的关键，问题根本不是睡眠问题，而是分离问题。穆瑞尔和我聊着聊着，我们都发现了珍妮特有多依赖妈妈，在这个对她来说难以理解的世界里，她需要妈妈的支持；而穆瑞尔在伴侣经常不在的情况下也很需要珍妮特，因为珍妮特的发育问题，她更是对珍妮特有过度的保护欲。理解了问题的根源，我就能有效推动睡眠计划了，同时还要帮珍妮特建立日间活动的独立性。只要她拿着兔子，就能在白天离开妈妈，最终也能在夜间离开妈妈。

父母和孩子之间的分离问题双方都能感受到。我还记得自己十七岁离家时的经历，我把这段经历讲给了玛格丽特。

——妈妈和爸爸都鼓励我们要独立，至少表面上要做到，但是我觉得他们真正的意思并非这样。

——能详细点说吗？

——我跟妈妈相处最好的时候就是我少女时期。我们几个都刚进入青春期的时候，是妈妈状态最好的时候。比起我们小的时候，她特别享受这个时期跟我们的相处。那时我的许多朋友刚刚开始跟父母有摩擦，妈妈却成了我们最好的朋友。她总是说我们拥有彼此真幸运。她是独生女，一直渴望有姐妹。

——所以你跟妹妹们就成了她从未拥有过的姐妹吗？

——是啊，我们感觉是这样的。她爱跟我们一起去买衣服，给我们买第一件文胸，我们相处得很愉快。但是好景不长，我开始想要过自己的生活了。我开始偷偷做一些事，一开始是暴食，我在放学回家的路上会买很多零食，晚饭前做作业的时候吃。我的体重增加了，所有人都告诉我这是"青春肥"，可我讨厌这种情况。接着，我尝试了吸烟，这让我可以满足往嘴里放些东西的需求，又不会增加卡路里的摄入。到了十四岁，我放学回家的路上经常要买十根烟，藏在外套的口袋里。

——所以你是满足了自己的需求?

——是啊。没过多久,我遇见一个男孩,是我一个同学的哥哥,我疯狂地爱上了他。十五岁时,我就跟他睡了。这并不容易做到,因为我们两人都还住在家里,我们就去河边散步,或者去森林里,夜里偷偷摸摸地在双方父母家里活动。

——你是个青春期女孩,你开始有自己的生活了。

——是啊,我永远不会告诉父母我的生活里究竟在发生什么,只跟他们说学业和考试的事。我的妹妹们也很快开始喝酒、吸烟,跟男孩混。我发现这些事越多,妈妈就越易怒。她不喜欢我妹妹们的男朋友,觉得他们都不合适。她喜欢我的男友,因为他上的是公学,热爱文学。最后他和我分手时她更生气,是他把我甩了,为了一个更漂亮、更有钱,未来能给他职业上帮助的女孩。我绝望极了,失去他对我来说像是天塌下来了,但是妈妈对我没什么同情,我感觉是我做错了事,让她失望了。她对我高中毕业考试和职业选择都不满意。她是他们那一代少有的学医的女人,想让我也学医,所以这方面我也让她失望了。

——她没有在你遇到困难,需要做艰难选择的时候支持你。

——是的,而且后来情况还越来越严重了。之后的那些年里,我们姐妹几个都结婚生子了。妈妈不喜欢妹妹们的丈夫,经常批评他们。她喜欢我的丈夫,因为他跟我的爸爸在很多方面都相似:他也是个心理学家,同样来自殖民地,说话温柔,有童年困苦。但是我跟他离婚、跟保罗结婚的时候,她恨极了保罗,到最后也没有转变心意,直到她死前都没有。你知道保罗死的时候她都没来看看我吗？爸爸来了。妈妈在电话里说："我觉得你应该不想让不喜欢你丈夫的人现在去你家。"

想到她对保罗的态度有多差，我的眼泪马上就要夺眶而出。我多在乎保罗，他让我多快乐对妈妈来说一点都不重要。她的不满意凌驾于一切之上。

——所以你的母亲给你施加了一种强烈的窒息感，对吗？

——是的，我觉得我不管做什么都是错的。我生孩子的时候也是一样。实际上，她对她所有孙辈的态度都不可理喻。她不光不喜欢他们，甚至没有展现出一点对他们的兴趣，不想了解他们是怎样的人。她像完成任务一样给他们送生日贺卡、圣诞贺卡，但她总是说："我真不知道自己是怎么回事，我的朋友们都特别喜欢自己的孙子、孙女，我就不喜欢。"好像这么说她就有理由不在乎他们了。她经常批评我们教育孩子的方式，说我们太关注孩子了，"根本没法说些大人的话"。她还经常因为一点点小事对孩子们大加指责。而且随着时间推移，她的这种行为越来越过分，我们经常为此吵架。她和爸爸周末有时会到我家来住，一开始她还好，非常想见我们。当然了，孩子们会有要求，电话会响，饭也需要做。爸爸会去做一些修修补补的活儿，妈妈则越来越阴郁。有时候她就坐在忙碌的厨房里看书，有时候她会吵吵闹闹地批评我们，有时候则完全沉默地生闷气。她几乎从不掩饰自己的怒气或厌恶。

——你觉得你在构建自己的生活、自己的家庭时没有得到支持。

——并不是。我现在回想起来，觉得是这样的，我们三个与原生家庭分离，开始构建自己的生活，妈妈失去了她渴望的那种姐妹般的感情，越来越嫉妒我们跟自己的丈夫、孩子之间的关系。她是独生女，她的父亲特别宠爱她，所以她不习惯自己不再是目光的焦点，尤其是她年纪越来越大，我们的家庭生活、工作越来越忙碌。而且她退休之后就没了从前病人的追捧，这也是不工作对她来说很难的原因。

——你是说，跟原生家庭分离对你来说很难，虽然你被鼓励这样做，可是你做的选择似乎没有得到支持。

——是的，是这样的。

回想这段谈话的开始，起初的话题是我的小儿子去上大学，然后是关于穆瑞尔的回忆，她跟小女儿珍妮特有分离问题。我现在明白了，这对我来说也是一个难对付的话题，不过解析这个问题让我能更加坦然地面对赛门的离开。正如玛格丽特所说："有时候雏鸟需要成鸟把它们从巢中推出来。"我现在明白了为什么我需要跟保罗的情感联结，他是我最大的支持者，这就像珍妮特需要她的兔子。玛格丽特将我现在面对的难题、焦虑跟我这一生中发生的许多事情联系起来。她说得很有道理，可这样弄清楚问题，我真的就能好受些吗？我不介意跟她交谈，她人挺好的，但我永远不会像想去见珍妮弗一样想见她。

有一次，我跟玛格丽特的咨询刚好安排在我生日后的一天，那天我想起保罗，哭了很久。我走进车道，注意到地上有一根白色羽毛，于是我把它捡起来，放在牛仔裤的口袋里。我几乎没跟玛格丽特提起羽毛的事，我对它有种迷信的执着，好像把这事说给她听，让她去研究就会让魔法消散。不过今天，她家车道上的羽毛就在我的脑海里，于是我讲给了她。她将羽毛的出现跟这个日子联系起来。

——你在纪念日到来时会格外想念保罗，也许羽毛代表着想念保罗，在特别的日子让他离你近一些。

我明白她的意思，可是大部分时候，我还是想把羽毛的事当作自己的秘密，作为我跟保罗之间特别、私密的联系，不想让其他人来评判。我知道它们对我的意义，既然它们能给我带来安慰，为什么我要冒着失去它们的风险呢？

我在很努力地构建一个陌生的未来，没有保罗、没有我的母亲、没有我熟悉的老房子和孩子在身边的安心感。在这个未来里，我还必须拥抱退休生活，在如今的医疗系统工作，我已经完全体会不到曾经的快乐，这个环境让我不想继续做下去了。我们已经无法在情况失控之前给来访者做干预工作。管资金的经理都没有临床训练，他们告诉我们，现在我们见一个来访者的次数有限制了，一个经验丰富的员工离开时他们付不起找替代的钱。护工在做临床心理学家的工作，因为这些未经训练的经理们认为，"任何人都能做咨询"。于是，当我有机会参与一个辞职计划时，我抓住了它。我没有时间停下来思考这样做的后果，因为这个计划的一个条件就是我必须在月底离开，而不是像通常那样提前三个月辞职。我的员工们非常震惊。我邀请他们到我的办公室里，告诉他们我即将离开时，其中一些人还哭了，这让我很是感动。

我觉得难受极了，跟玛格丽特讲了这件事。

——我太愧疚了。我知道，目前这个经济环境下，没有人能取代我的位置，我走之后员工们就没有任何保障了。

——你关心的是谁的需求？

——当然是他们的。

玛格丽特一言不发。

——哦，对。我明白了，我又在把自己的需求放在后面了。

——这可是你说的。我们总是谈你有多擅长照顾别人的需求。可是你自己的需求呢？你想要什么？

——我想离开。我讨厌医疗系统现在的样子，可我也讨厌让别人失望。我想离开，可我觉得应该留下。

——你想想看，你什么时候做了应该做的事，而不是你想做的事？

我当然能想出很多事，这就是我的人生故事。我懂得玛格丽特的意思，可我还是觉得内疚。

跟我工作关系最密切的团队帮我组织了一场茶会。他们把一个诊室布置起来，放了气球、花，在铺了红白格子桌布的桌上摆上茶。这是一次温暖、美好的小聚会，就像在法式咖啡厅里喝茶。第二天，财务部的三个会计带着自己做的蛋糕来了，还用粉色奶油玫瑰做了装饰。我感动得哭了，这些女孩很年轻，可以做我的女儿了，是她们每个月帮我处理复杂的预算、财务问题。这项工作需要很大耐心，我也因为她们的真诚和幽默喜欢上了她们。她们告诉我，我是她们最喜欢的经理。我的上司却无法掩饰眼睛里激动的光，因为她意识到我走了能给她节省一大笔工资支出。她还是给我做了蛋糕，敷衍地发表了关于我所做贡献的演讲，这只暴露了她对我们工作内容的无知。那天下班时我哭了，因为如果回家能看到保罗，我愿意付出一切。他很开朗又让人安心，会给我倒一杯葡萄酒，坚持带我出去吃饭。我还是注意言行，要给新任前上司送感谢卡和礼物，布莱欧妮正在用她从二手店淘来的古董盘子做蛋糕架。既然前上司喜欢烘焙，那这份礼物正好合适。我把蛋糕架装起来，用好看的纸包好，送到了管理总部，她看都没看。我很受伤，但是这也证实了我对她没看走眼，减轻了我离开的愧疚感。

接下来的几个月里，我必须适应结束全职生涯，在新家生活，这两件事我曾经以为会与保罗一起经历。每当我尝试新事物时，玛格丽特都会鼓励我。比如学习水彩画、加入合唱团，即使我需要她的说服才能坚持下去，还需要她提醒我不可能首次尝试就完美完成所有任务。这是个新发现：我可以享受一些并不那么擅长的事。我还是忍不住拿我的画、我的歌声跟身边的其他女性比，但慢慢地，我开始享受这些事，只是因为它们的美好，我自己做得好不好已经不那么重要了。

还有一件事我必须要面对——买一辆车。保罗给我买的那辆车越来越旧了，而且我现在住在城市里，它的车身过长，很不好停车。保罗对车很了解。多年来，他为他所工作的公司管理车队，经常开着新的萨博、宝马、捷豹回家试车。我害怕自己做这件事，我开始跟玛格丽特抱怨。

——我要怎么买新车啊？我还从来没有自己买过车。以前都是保罗做的。

——保罗对车很懂行？

——是啊。以前他需要换工作车时或者我需要换车时，我们经常一起看很多汽车杂志，逛汽车展示厅。

——那么你应该也学到了不少吧？

——是啊，我还挺感兴趣的。我看车标几乎能说出路上所有车的牌子。

玛格丽特又在对我挑眉了。我明白她的意思，试着自己做些研究，着手办这件事。我思考了我的需求，我不需要开车去上班了，也不需要送孩子、运架子鼓。我买了汽车杂志，在网上做了功课，最终决定了想要买的车。我带着功课成果，怀着足够的信心去了附近的售车展示厅。我没料到的是售车员对一个独自前来的女人的态度。戴斯穿着一身廉价的西装，戴着黄金手镯。他还算礼貌、热情，坚定地握了握我的手，给我一杯塑料杯装的咖啡。我告诉他我想要的车型，可他立刻给我推荐了另一辆车——同一个系列，但没有我想要的那款马力足。我重申自己想要哪个车型，安排周六试驾。试驾的时间到了，他又坚持要陪着我，而他开到展厅前的车是低配置的那辆。我提醒他，这不是我想要的车，他告诉我，我只要开了就会知道这辆足够了，还搬出一大堆技术行话来支持他的观点。我们系好了安全带，他如受惊的兔子一般小心地坐进座位。我开着车，他在限速四十八千米每小时的路上指挥着我。我感觉像是在重新上驾驶课：下个路口右转，下个红绿灯直行，小心行人、骑自行车的。我开了四十年的车，还从来没出过车祸，驾照一分都没被扣过。我觉得这情况太可笑了，于是告诉戴斯，我要上高速了。他好像被吓坏了，但我很坚持，不然我怎么测试车的性能呢？

他不情愿地准许我在两个高速路口之间开一小段，全程紧紧抓着扶手焦虑地瞟后视镜。我把他安全送回展厅后，他松了一口气，还得意扬扬地说："你看吧，我就跟你说这个足够了。"我说要开另一辆的时候，他很不开心。他说他们好像没有那辆车的库存了，可是我坚决要求，他气急败坏地跺着脚去找，最终找到了。他说这辆车是一个销售员的，不出售，如果我必须要试，可以试驾。第二次试驾之后，我更坚定地想买一开始就要的这辆车了。他非常失望，说他得联系人找找看，看能不能找到。离开展厅时，我注意到几辆低配置的车停在那儿待售，他很明显是想清库存。

这次让人不爽的经历之后，我并没有买到车。我决定转向网络，花了几个小时浏览英格兰南部的相关帖子，最后在大概九十千米远的一个展厅里找到了我想要的车。我打电话问这辆车还在售吗，心一直在狂跳。车还在，我可以第二天早晨去试驾。我到了展厅，发现只有售车员一个人。他的同事病了，所以他得留下接电话，不能跟我一起出去试驾。我差点没掩饰住我的欣喜，可他很紧张，不确定能不能让我自己去试驾。我强调自己刚开了九十千米的车来到这里，他才终于答应了，还让我签了保单，交了二十英镑。我问他怎么开去高速，他说高速太远了，我不能去，大概两千米远就有一条主干道，去那儿试就够了。我独自驱车离开，心想："去你的吧。"我自己找高速公路，打算好好试试这辆车。我才不会在拥堵的A级公路上以七十千米一小时的速度试一试车就花一大笔钱买下呢。一小时后我回到展厅，直接说我要买下这辆车，对方就没再追问我到底去哪儿试车了。

一周后，我买到了这辆几乎全新的车。我把买车的过程讲给了玛格丽特。我感到很自豪，因为我坚持了自己的想法，找到了真正想要的车。不过我遇到了一个新的问题，却不太敢跟玛格丽特提起。好几周的时间里，我什么也没说，直到最后情况太严重了。我的旧车上有一个仪表显示轮胎压力。保罗死后，我在车里放了一个脚踏打气机，轮胎压力低了我就充气。我的新车没有轮胎压力表，我也不知道怎么用汽修店里的空压机。以前我的轮胎都是保罗帮我充气的，再之前是我的前夫、前男友们、爸爸帮我。我在报纸上读到过不少因为轮胎充气没充好而出车祸的案例，我知道必须要面对这个问题，但是它在我看来似乎无法逾越，最后我还是得告诉玛格丽特。

——你会觉得这太蠢了，我不知道怎么给轮胎充气。以前都是保罗帮我的，为什么现在没人帮我了呢？

我开始哭。玛格丽特从来没有因为我的情绪而凌乱，她总是那么冷静。

——给我讲讲保罗之前都为你做些什么。

从何说起呢？这些事太多了，我决定说说与眼前问题相关的。

——他的动手能力极强，什么东西坏了都能修好，车的保养他全会：洗车、给挡风玻璃清洗器加水、给车胎打气。

——所以你跟他在一起感到很安全，对吗？

我想了想，没错，这就是我每次想起保罗的最终落点。我记得玛丽有一次也说她在保罗身边感到很安全，当时我们在他的船上，天气突然变差了。我也一向这么觉得，不光因为保罗会用汽修店里的某种机器。

——是啊,在他身边我就感到安全。我觉得只要他在,就不会有坏事发生。

我跟珍妮弗说过的事浮现在我的脑海里:怪不得我夜里会用手指或者脚趾去够他,因为寻求安全感。

——但你说过,保罗鼓励你尝试新事物,他是认为你很能干吧?

——是啊,他相信我。他以前会告诉我,我什么都能做到。

我告诉自己,这很重要,我要牢牢记住。自己去探索世界这件事依然可怕,像是一种尝试,可保罗给我种下了自信的种子,玛格丽特在帮我浇灌。我要是告诉她自己害怕的事,她就能帮我更加相信自己。我准备好听她的下一个问题了。

——保罗是这世上唯一会给车胎打气的人吗?

——他当然不是了。

我一把这个愚蠢的问题回答出来,感觉就好多了。我开始想有什么实际的解决办法。

我下次去超市时把车开去了附属的汽修店,那儿有两台空压机。两台这个数字很重要,因为如果我迟迟搞不懂怎么用,也不会害别人等太久。我把车停在一台机器旁边,开始读说明,然后打开油箱盖看我的车胎应该充到什么程度,却发现另一个问题:空压机上的计量单位是PSI(压强计量单位),我的油箱盖上却是以巴为单位。没办法,我必须咽下自己的骄傲,找人问一问。我找了一个满身文身的中年男子,他正在车内清洗站清理他的车。

他立刻停下手里的活儿来帮我，他也不太懂怎么换算PSI和巴，但我们一起弄明白了。接着，他全程指导我，教我如何读压力、如何给每个车胎打气，直到一切都完成。他简直太善良了，没有居高临下，也没有讽刺挖苦。车胎充气的时候和换阀盖的时候，我们聊了聊汽油价格，以及委员会的休闲中心计划。我不停地感谢他，可他永远也不会懂我这一刻是多么地感激他。

我的绘画课上得不错。我能看出自己并没有很厉害的绘画天赋，可是每周上这两个半小时的课时，我能完全沉浸其中。我爱买小管的水彩颜料（茜素红、天青蓝、贺克绿……这些颜色对我来说是一套全新的词汇），看着湿画的线条融合在一起，看着一幅画从空白的纸上浮现出来，内心充满欣喜。绘画不需要得分，不需要赢得什么比赛，不需要取悦别人，只需要让自己开心。绘画让人放松，有治愈的效果，还带给了我全新的体验。于是，我决定花一个周末的时间去上绘画课。

这次课程在海边一座壮观的大房子里，这里开阔的地段地价昂贵。那是仲夏，天气炎热。第一天的课程结束时，我在黄昏时分去散步，走了好久，离开了这栋宅子修剪整齐的花园，来到向英格兰海峡绵延的丘陵。我经常跟保罗说话，给他讲我过得如何，不停地问他他在哪里。我偶尔寻找羽毛，每次都以为自己看到了，最后却发现其实是看错了。绿油油的山丘上有不少绵羊在吃草，我看到的白色絮状物其实是它们的毛。散步快结束了，大房子就在我面前的山坡下。这时，我正前方的草地上突然出现一大片白色羽毛。我露出微笑，对保罗说："哦，看来你还在嘛。"我又自顾自地想：我为什么现在才看到这些羽毛，而母亲、好朋友去世时都没看到呢？为什么有的人能看到知更鸟、仓鸮，有的人却看不到呢？思考之后，我回到了之前的结论，跟逝者之间情感联结的强度对这种感官体验的出现很重要。跟玛格丽特的谈话让我更加了解我与保罗之间的联结有多强，我有多依赖他给我安全感、满足我的情感需求，尤其是我童年缺失的安全感和情感回应。怪不得我依然需要抓住一条感官线，这能在我与分离的崎岖道路拉扯时给我一些安慰。我还想到了朱利安·巴恩斯写的那些关于他与妻子之间联系的洋洋洒洒的文字，它们既充满力量又十分有趣，怪不得他在妻子去世后经常梦到她。我的妹妹与她儿子的联系就不必说了——怪不得她会梦到儿子，看到知更鸟和大雾。我的调查中，人们表示自己看到过羽毛、树倒下、喜鹊出现等场景。这些人都在亲人去世时感到无比强烈的悲痛。如此强大的情感联结被切断让人无法承受，尤其是在悲剧并非意料之中时，于是感官线成了他们支撑下去的方式。它是连接逝者的生命线，而当两人之间的情感联结没有那么强大，或逝者的去世早在预料之中时，感官线就没那么必要了。我的父亲已对母亲的去世有心理准备，他对这件事的消化就用不到羽毛、仓鸮、梦；我跟母亲和妹夫之间的情感联结无法跟保罗的相比，于是我在他们离开时并不需要抓住感官线。

这段时间，我的情况还不错，经历了人生中的两件大事——退休和搬家。大部分时候，我觉得自己对新生活适应得挺好。我永远不会停止想念、渴望保罗，我也永远不可能变回他去世前的那个自己了，但我学着在没有他的世界里生活。玛格丽特给了我不少帮助，她支持我克服自我怀疑和恐惧，帮我梳理与人们的关系、更好地理解我的悲痛。我已经很久没有过自杀的念头了，甚至没怎么感到抑郁，于是我决定停止跟玛格丽特的咨询。毕竟，如果每周都要来跟她谈话，我就不算真正地靠自己独立。我想，自己已经准备好告诉她这个决定了。更重要的是，我安排了九月去度假，因为那时候机票便宜，时间刚好在她每个夏天都要休假的八月之后，于是我有六七周的时间来习惯不跟她见面。

我把这一切告诉玛格丽特，却被她的反应惊到了。她既没有同意也没有反驳，只是说停止咨询会成为又一次重大的"丧"。这次，我有机会直面、好好处理它了，我能厘清自己的情绪，而不是再次觉得天塌下来了。我需要小心一些，不能逃避——离开，或者取消一些会面——也不能小瞧它。她说得很有道理，但我不觉得这是什么大"丧"，我没有改变旅游的计划，而是按时飞去克里特岛跟一个在那儿有房子的老友住一段时间，这是我第一次自己坐飞机，又一个第一次。

针对"此时此地"的力量是精神动力心理疗法和友谊的区别，也让它与其他浮于表面的治疗和咨询不同，这些疗法通常针对"此时此地"（比如外面的生活），而不是治疗师与客户之间的关系。

——《直视骄阳：征服死亡恐惧》
[美]欧文·亚隆

悲欢起落
Ups and Downs —————— 第八章 —————
Downs

　　夏天，一件意想不到的事发生了。我在百货商场里买新烧水壶时，碰见了一个我许久未见的故人。我看到他用胳膊夹着一个烤面包机，大步朝收银台走去。他叫查尔斯，是我的大学同学。他当时是个医学生，跟我的一个朋友约会。这些年来，我偶尔会在婚礼上和大学校友会上见到他，但我搞不懂他为什么会出现在这儿，据我所知，他住在诺森伯兰郡。我们聊了好久，得知他刚被我工作了十八年的医院雇佣，职称是高级会诊专家。他离婚了，住在医院提供的住所，在这一带认识的人不多。一天傍晚，他问我是否愿意出去喝一杯，我愉快地同意了。我们能叙叙旧，肯定有好多话要说，而且这个人一直挺有趣的。我们去了郊区一个小酒馆，在室外桌一坐就是好几个小时，说说笑笑，直到天凉了下来。他建议我们去吃晚餐，但这家酒馆不提供餐食。他跟我道歉，说邀请人来约会却没有吃的，感到很愧疚。我注意到他用了"约会"一词，没有说什么。随后，我们开车去了另一家有食物的酒馆，然后他把我送回了家。我思考着自己的感受，我很喜欢他，也觉得他挺有魅力的，但我并没有"那样看他"，他更像是我的兄弟，而非潜在恋爱对象。

　　我去克里特岛之后，他给我发过几条短信。我的女性好友非常好奇，想知道关于他的一切，还想知道我是怎么看他的。说实话，我不知道他的目的是什么。回到英格兰之后，查尔斯和我去了剧院，又去看电影，然后他要去度假两周。临行的那晚，他问我要不要跟他一起去。我没有去，他还是几乎每天都给我发短信，我很困惑。我已经太多年没有"正经约会"过了（我都不知道这个怎么定义了）。他没有说过什么具体的话来证明他想让我做他的女友。他度假回来的路上给我发短信，再次邀请我去看电影，电影放映时间在他下飞机后几小时。他似乎很想见我，我还出去买了条紧身牛仔裤和一件皮夹克。看完电影后，我们喝了咖啡，他开车送我回停车的地方。这一次，他的目的不再模糊，他热情地吻了我，问我愿不愿意回他医院的宿舍。我不愿意——只想关注此刻发生的事——但我回家时开车在高速路上，感到异常兴奋，很多年都没有这种感觉了。

　　我尝试着告诉玛格丽特，但是没透露太多。我又有些迷信了，担心太把这件事当回事会毁了它。玛格丽特太过"坦率"，这让我有些担心她会不赞成我追求一段感情，或者在感情方面跟她不好开口。

　　我的兴奋没有持续太久，因为我很快注意到一个规律：每次我跟查尔斯共度一个美妙的夜晚，他就会疏远一段时间。有时候我好多天都没他的消息（他说他在忙工作），可是下一次见到他的时候，他一如既往地开朗外向，表现得好像什么也没发生。不过我开始注意到，我每次谈起保罗的死和我丧夫后的生活时，即使他总是能用合时宜的"嗯"来回应，却并没有真的感兴趣。他不停地讲自己：他的工作、他的孩子、他的朋友……，以及他闪闪发光的成就。实际上，他拥有太多"索取者"的特征了。我经常感到他在表演（给我看？还是给他自己？），选合适的CD在车里播放，后座放着合适的报纸，到场的时间恰到好处地迟一点，但是不到没礼貌的程度。后来有一天，他告诉我他要为了工作去一个非常高级的活动，问我要不要跟他一起，我答应了。我很害怕，但同时也很想认识一下他的一些同事，期待他愿意将我们的友情带进他的社交生活。我买了一双高跟细带凉鞋，穿上干练的小黑裙，露出勇敢的表情。我的担心完全没必要，他的同事人很好，我毫不费力地加入了他们的谈话，感觉这个夜晚进展很顺利。活动结束后，我们开车回到他的宿舍，他邀请我去喝咖啡。不必多说，这就是引诱桥段发生的时机了，这时我已经快七年没跟男人过夜了。讽刺的是，这天是回归冬令时的日子，"时钟倒转"。第二天一早，他开车去上班，我坐上回家的地铁，感到意想不到的快乐。也许，我还是可能进入一段新恋情的，也许我还能爱人、被人爱。

我应该相信自己一开始的直觉。这之后，查尔斯又一次疏远了我，突然间要整日整夜地加班。我很受伤，不理解这是为什么，我问他能不能共进晚餐，谈谈这是怎么回事。他发短信（没错，发短信）说他很享受我们的友情，但是感到我想要的比他多太多。

我愤怒极了，他怎么敢这样操纵、利用我的脆弱？他居然还敢这么居高临下，我既气恼又感到丢脸。

我试着冷静下来，回想过往的其他恋情。毕竟我做了三十多年的心理学家，明白人们有多容易重蹈覆辙。我还是足够清醒的，意识到自己又落入了少女时、二十多岁时就落入过的陷阱，喜欢上完全不适合我的男人。他们关心备至、成功且帅气，努力地引我上钩，却对我想要从这段感情中获取什么无动于衷。（没错，我后来才知道，查尔斯一直都有女友，她住在几百千米之外，可他却从没提起过她。）我试着满足自己的需求（玛格丽特总是在跟我强调这一点），却做了完全相反的事，一点也没有满足自己。我以为我需要查尔斯这样的男人，可实际上他根本不是我真正需要的人。

我有一个好朋友是精神治疗医师。有一次我们共进晚餐，她把这个问题分析得明明白白："他的所作所为跟你没有任何关系。他是个自恋者，他看不到你，也不了解你，他只能看到自己。他做足了铺垫规训你，因为他感受到了你的脆弱。"

她说得对。我读过一篇文章，说弗洛伊德唯一一次跟弗吉尼亚·伍尔夫见面时送给她一朵水仙花。我现在很想送查尔斯一朵，不过我怀疑他会不懂这其中的讽刺。想来，我的第一个正式男友也应该来一份这样的礼物。他是搞文学的，可能会明白这个礼物的意思吧，不过他就不会感谢我的礼物了。

多年后，我又思考了查尔斯的自恋和我的脆弱加起来有多么可怕。当然了，失去伴侣的人会在情感上脆弱，太渴望健康的恋情带来的亲密和支持，所以也更容易在遇见不合适男人的追求时判断失误。有个可怕又遗憾的例子可以证明这种关系会造成多么严重的后果，就是丧夫的作家海伦·贝利被害案件，一个具有强烈控制欲的罪犯利用了她的脆弱来实现自己的目的。

我走向玛格丽特的侧门，去进行我的咨询，这次我感到紧张。她以一贯的方式跟我打招呼，并在她的椅子上坐下。她从来不先开口，总是等我先说，今天我觉得这有点让我退却。我试着跟她说查尔斯的事，可这太难了。被人拒绝很丢脸，我不想描述自己消极的一面，说我的判断出现这么严重、愚蠢的错误。可每当我鼓起勇气想提这个话题时，她就把这件事跟我结束治疗的决定联系起来。

——探索一段新恋情而不过于在乎、黏人、急切，这需要很大的勇气和自信。我在想，你在结束治疗这件事上是否也太过急切了。你是不是觉得不需要心理治疗师了，就能跟一个新男人一起去追逐落日了？

我觉得这完全是胡言乱语，也这么跟她直说了。

——这跟治疗结束没有任何关系。我只是以为自己找到了能恋爱的对象，现在却觉得很丢脸。

她简直像是看到了骨头的狗一样，穷追不舍。

——你努力了很久来建立自信——对自身的信心。你之前就不需要伴侣，我想你现在又想起这个是因为急于结束跟我的关系。

这让我彻底生气了，我觉得她根本没在听我讲话——我想谈我跟查尔斯之间发生的事，可她只想谈我要结束治疗的事。好几周的时间里，我在治疗中越来越沉默，在扶手椅上郁闷地坐着，逃避眼神交汇，拒绝说出一个字。我的所有想法都是消极的，我讨厌她。她太无能了，她不理解我，她不想听我在乎的话题。我想让她说点安慰我的话，可她就是不说。我太生她的气了。她开着一辆绿色的破车，绿色，讲真的？她穿着老妈鞋，我是怎么想的，居然跟穿老妈鞋的人谈我的性生活？这些想法源源不断，我认真地幻想着直接走出去或者压根不来了。

——我受够了来这里。我没有任何进步，已经很久没有进步了。我厌倦了总是谈保罗和我的母亲，因为他们都死了，一直说他们太压抑了。

她思考了一会儿。

——我想，你跟女性的关系有个很重要的点，你很难允许一个女性给你"好的东西"。如果你贬低心理治疗、贬低我，就能离开而不感到难过，因为这样你就不用失去我们关系中"好的东西"。

我立刻反驳了她。

——我可没有贬低心理治疗，你觉得我一直来这儿是为了什么？我只是觉得它对我已经没用了。

她接下来的话让我惊呆了。

——我没有看到你对心理治疗产生真正的兴趣，没看到你在我们每次治疗之间的空档思考我们说过的话而努力变好。你说这全是我的错，我一点忙都帮不上，这让我感到被诋毁了。

我被她的批评刺痛了。事后，我确实回想了这次治疗，意识到我一直在期待她能"拯救"我，说一些魔法词语，让我的世界突然变好。曾经，我跟妈妈的关系也处于类似的状态：我感到她总是在批评我，但批评的事并不对。她觉得我不是个好人，这让我很生气、厌恶、闷闷不乐。

下一次会面的时候，我终于鼓起勇气说："我觉得你上次对我的批评太过了，你说看不到我在治疗空档期的努力，觉得我在诋毁你。你的话太难听了。"

我说了这么鲁莽的话，心里在不停地打鼓。我以为她会冲我发火，或者至少也对我说一些不好听的话。可她只是沉默了一会儿，然后才开口。

——你经历了我跟你母亲做的相像的事，却没有被打倒。

现在想来，这件事似乎很重要——这是个转折点。即使我觉得咨询进展很艰难，也一直来。我母亲只在我"好"的时候、她赞同我的时候才支持我，但玛格丽特在我对她沉默地抗拒、不礼貌时也没有离开我。正如心理治疗师瓦列里·汉扎诺夫所说，"善意和礼貌是亲密关系的双手，不论是在心理治疗中还是别处。最难看的情绪也是心理治疗的一部分，它从来都不该是温暾的。"玛格丽特不像其他人一样认可或赞美我的成就，而是接受了我，包括丑陋的一面。我花了很长时间学会信任她，这是我从来没有跟乔瑟琳建立的关系，这意味着我能给她展示自己不那么好的品质。

我还注意到玛格丽特的其他特点。她现在不再一味强调我的生活或我的童年，而是专注于我跟她在这个房间里发生的事。不论我提出什么问题，她都能把话题导回诊室里"此时此地"发生的事。她以前不是这样的，一开始这种做法让我感到陌生、不适，想要抗拒，面对结束治疗这件事的僵局也是如此。可我也明白，这种做法可能会有效果。

没过多久，我做了一个梦，梦到我四个月大的孩子生了重病。她需要做心脏手术，一个女医生给她做手术。孩子皮肤苍白，几乎无法呼吸了。在另一个场景中，孩子已经成了一个小女孩，有一头金色长发，想要跟其他女孩一起奔跑、玩耍，可她跟不上。手术之后，她没事了。

玛格丽特对这个梦很感兴趣。我告诉她，我很确定自己就是那个金色长发的小女孩。她问我对这个梦还有什么想法。

我说："我觉得这可能是对心理治疗的一个隐喻——它是我所需要的生命线，提供它的是一个女人，我需要它让我重新活过来。"

我很满意，觉得自己悟到了一些我从前不懂的关于心理治疗的道理。我还意识到，乔瑟琳的思维方式跟这个完全不同。她的兴趣在于我在外面世界的生活，她从来没有评价过我跟她的关系，也没有讨论过我是失去珍妮弗之后才找到她这件事。乔瑟琳的治疗并没有问题，她支持我，只是过于浅层，就像我跟网上遇到的那些男人的关系。玛格丽特的不同之处在于我跟她讨论时有自己的感觉，而不是只谈论感觉。

然后，我做了一个关于保罗的梦。我梦到他把我和孩子拘禁在一座黑暗的房子里，他拿着一把枪，只有我能打开前门。一个女人敲门，强行闯了进来，说："这里出什么事了吗？我该介入吗？"我试着向她保证，说一切都好，我只是跟家人在这里。她离开了，我心里还藏着小小的希望，希望她会报警。可另一边，我又怕极了保罗会因为我让她进来而杀了我。我把自己吓醒了，于是打开床头灯，用看书来分散注意力，不敢再次入睡。

玛格丽特问我在那个梦里对保罗是什么感觉。

——我不知道，我很害怕。我很少梦到保罗，这是我第一次梦到他不好。

——我想，你是不是真的有被保罗困住的感觉？被他的记忆、他的死所困住。也许你想要逃离，可你不知道该如何做。

——但我在这个梦里为什么那么害怕？

——也许是你想到要放开他就觉得很怕。但你可能是在一个女人的帮助下逃离，是这样吗？

我回想起我的网恋经历，还有对保罗的不舍如何影响了我的那些约会。怪不得我跟人约会时会觉得在背叛他。

几个月后，阿里埃勒·沙龙去世了。他在保罗去世前一个月陷入昏迷，这一昏迷就是八年。我经常想到他的家人，他们还在守着他，不知道他会不会醒来。玛格丽特将他们的守候跟我现在对保罗的默默守候联系起来，将他的死放在心上也是一种跟他保持亲密的方式，我在拒绝自己活出精彩、给自己创造新生活的机会。

我的生日刚好跟保罗的忌日在同一个月。一个朋友给我送来她在花园里摘的一束雪莲花。她当然不知道，雪莲花总是让我想起殡仪馆那让人心痛的一幕——我拿着一束从我们家花园摘的雪莲花，却没办法把它塞进保罗冻僵的手里，玛格丽特很在乎这个联系。

——你想送一份礼物，却因为僵硬、冰冷无法送出，这让你感到没有人想要你、没有人爱你。这是对你人生的一个有趣的隐喻，很深刻。

——我知道。我现在懂了。这太悲哀了。

杰西好像出了什么问题，它走得越来越慢了。最近几次，它在田地里、路中间躺了下来，走到哪儿就躺到哪儿。有一次回家的路上，它躺在地上死活不起来。每次我帮它站起来，它都立刻躺下来。我束手无策，只得抱着它回家。它是条大狗，路上遇到的人们都盯着我们看。一个善良的女士开车路过停了下来，她摇下车窗，问需不需要帮忙。可是那时候我已经快走到家了。我们一进家门，杰西就精神起来，于是我决定不给兽医打电话了，因为我怕听到他的结论。第二天，我带它出去散步，只去离家非常近的路口，可它似乎已经完全没有力气走了。我们回到家时，它直接在门口的地毯上倒下，这次它站不起来了。我急忙给兽医打了电话，他告诉我带它去医院吧。他很了解杰西，说它要是没法走进去，他会到停车场去抱它的。

到了医院停车场，我打开后备厢，杰西在里面躺着。我坐在后备厢边上陪着它等兽医。这时候，一件了不起的事发生了。宠物医院门口路中间的安全岛上有一个路灯杆，一辆车撞在上面。剧烈的撞击之后，玻璃破碎的声音传来，医院里的兽医和护士都跑出来看情况。这也是什么警示吗？就像保罗去世前的爆炸案。兽医把杰西抱进诊室，听了听它的心跳。

他看了看我，说："我觉得是时候了。不然的话，我们就得开始漫长又昂贵的治疗，但这只能让它多撑一段时间。它很老了，寿命已经很长了。"

我知道他说得对，可我怎么能做那个用一个决定剥夺它性命的人呢？

"没有人能把它照顾得比你更好。你现在放它走，是在做最善良的决定，免得它再受更多苦。"

我告诉他，我从来没做过这种事，我养过很多只猫，但它们都是自然死亡或者出了车祸。他解释说，他会给它注射镇静剂，让它困了，然后再给它注射致命的药。一个护士来协助他，过程跟他解释的一样。杰西看起来就像在我面前的桌上睡着了，跟保罗在救护车里的样子一样。兽医又一次听了听它的心跳，说："它走了。"我泪如泉涌，没有思考就开始吻它的毛。兽医考虑得很周到，他让我跟杰西单独相处一会儿。我又亲了它、抱了它，比保罗去世后我亲他、抱他的次数还要多，不过这一次没有医务人员盯着我看。过了一会儿，兽医回来了，问我想不想让护士开车送我回家。我说自己没事，他送我从后门出去，回到了停车场。（这很有意思吧？我从来没注意过宠物医院还有后门。这就像在殡仪馆，厚重的网眼帘子遮住了视线，让路过的公众看不到"遗容瞻仰厅"，看不到来来去去的灵车。医院的太平间也一样看不到，因为没有标记。人们试图让死亡变得隐形，即使人类实际上每天都在面对死亡。）

我竟然感觉还好，想到杰西跟保罗在一起了，我得到些许安慰，他会照顾它的。我朝自己的车走去时，想到杰西刚刚在医院里被注射的那一刻，思考着保罗现在找到它没有。就在我想这个问题时，一根小小的羽毛缓缓飘落在我面前。

我把杰西的床和剩下的狗粮都给了爸爸。几周后，它的骨灰回来了，我把它撒在新福利斯特的池塘里，那也是八年前保罗的安息地。我注意到自己在池塘里放的水仙花生了根，在开花。我很开心。

我对玛格丽特说："我突然想到，新生也可能源于死亡。"

我心血来潮，决定把过去八年的照片都放进相册里。保罗死后，我一直没有勇气面对这件事，现在我可以这么做了，也享受这么做，把这些记忆分享给女儿。几天后，餐桌上就堆了一摞一摞的相册和照片。

玛格丽特把这件事跟心理治疗的一个新阶段联系起来，我可以整理一些过去的"杂乱"了，我可以更积极地面对这些回忆，我感到更有生命力了。一天，我跟一个前同事吃午饭（退休后，我们成了朋友）。我们坐在花园中间的一家咖啡厅，讨论她生活的地区。我这时才得知她认识珍妮弗。实际上，他们的孩子坐一辆车去上学。我提到珍妮弗曾经是我的心理治疗师，知道她搬家回祖国了。朋友得知我们认识同一个人，还跟我说了点她的绯闻。

"是啊，她回家了，这在镇上可是个大丑闻。"

"真的吗？"

"嗯，她去找一个在网上认识的男人同居了。她跟他约会了一段时间，来回跑。然后她就收拾东西，彻底离开了。"

什么？她是为了一个网恋对象抛弃我的？她怎么能这么做？当然了，我没有把这话说出来。看来她并没有家人命不久矣，只是急着要去追一个男人，希望他是个王子，而不是青蛙吧。她还劝诫我不要网恋，结果自己就在这么做！我真高兴自己当时不知道这些，我要是知道她离开的原因是这个，那可就更绝望了。这也让我意识到自己当时被死亡笼罩着，自然而然地以为她是有家人要去世了才来回跑，那时候我整天满脑子想的都是死亡，我对她现实中的生活细节一无所知，这只是暴露了自己当时的幻想和在意的点。我感到非常气恼，面对一个被抛弃、失去亲近之人时有自杀倾向的来访者，她这样做真的好吗？

那天晚上，我梦到那个指出查尔斯是自恋者的心理治疗医师朋友生了重病，得做气管造口术[1]。我试着跟她谈这件事，但是房间里的其他人似乎都心不在焉，毫不在意眼前发生的事有多重要。

玛格丽特问我这个梦给我什么感受，我立刻答道："非常严重的焦虑感。"她又开始跟我讨论我是否要继续治疗了，她把讨论引到了这个话题上。

——继续治疗的决定有风险，是个艰难的决定。心理治疗跟气管造口术一样，是一条生命线，只不过它是针对精神方面的。你似乎在担心我会出什么事。毕竟你失去过很多人，还失去过一个治疗师。

心理治疗确实很难，没有心理治疗师能用一个魔法词语让一切变得清晰、变好。我必须努力，自己带材料、在空档期思考、做出承诺、做好作业，改变现状。虽然这很难，但我接受治疗的

1　一个为了解决气管堵塞问题，在脖子前面把气管切开的手术，还要在嗓子里插一根直达肺部的管子。

这一过程也让我有所收获。心理治疗不像临床心理治疗过程那样有明确的"目标"。一周又一周跟玛格丽特在一个奇怪的时间、空间里相处，它们划定了心理治疗的界线，这一个小时的时间似乎能带来改变。这个过程感觉不太自然，我犹豫过很多次，心想独自过一段时间是否也会有同样的结果，但我目前还是在继续治疗。每周同一时间做同一件事对我来说是一件安心的事。

一天晚上，我梦到去拜访一所学校，那是专门教育有自闭症或行为问题的男孩的。那是在另一个国家，但我不知道是哪个国家。在一间教室里，我对面坐着一个男孩，他不按我的要求做，于是我开始跟他讲道理，批评他。一个工作人员过来说："不，别管他。这个地方的魔力就在于不服管的孩子会被无视。"我注意到所有男孩都在沉默地做雕像或画画，做得非常好。于是我没再管那个男孩，他立刻就不闹了，画了一幅漂亮的画给我看。最终，我也试了试做版画，做的是一个天使。裁好之后，一个孩子把它拿走了，给它涂了白色颜料，印了一幅拓印，我非常开心。

玛格丽特去度假了，我得自己思考这个梦。我想到几个可能的线索，这个梦发生在另一个国家，所以可能跟珍妮弗有关系吧？我做的天使有什么意义吗？我最近确实经常画画，所以我总结的信息很简单：创意需要空间和放手的自信。你不再控制、挑战它，而是在安静地集中精力时，它才会出现。

第二天的美术课上，老师建议我们做拼接。她带来一些材料和七零八落的素材，给我们简单介绍了可以做些什么。我翻了翻材料，在里面找到一块大大的方形黑色棉布，上面还印着红色骷髅头和十字骨，间隔均匀。我拿走这块儿布，剪出棺材形状。我开始创作的时候没有清晰的思路，它好像就这么发生了。然后，我找到一块黑色、绿色相间的褶皱布，它的颜色如沼泽般。我把棺材贴在了这块布的上方，用带亮片的黑色天鹅绒做了星空。这一切都很黑暗，而我的纸才用了一半。接着，我找到亮橙色和黑色的布，它们让我想起火焰。我把它们贴在棺材的一端，让火焰朝着天空的方向。然后，我在左边加了黄色的背景，上面有一棵树，是用涂了色的叶子和孔雀毛做的。树上方的天空是深蓝色的，大大的金色星星叠在上面。我在外焰与比火焰更加明亮的天空相遇的地方贴了三根白色大羽毛。

我觉得这让我很满足，我想到人的意识有多么神奇，只要你不再试图约束它。我能看到黑暗，也能看到光明，我似乎确实有了某种希望的感觉。

夏日再次来临，艾米丽提醒我，下周我们就要去"北方大游泳"了。六个月前的深冬，我觉得这是个好主意，那时候我们在她的笔记本电脑上看坎布里亚的照片，那里温暖舒适。于是她给我们两个报了名，还付了报名费。可现在这件事让我害怕，我们选的项目是在温德米尔湖里游泳，那里是开阔水域，要穿着潜水衣跟三千人一起游，筹集善款。自然，我把自己的焦虑讲给了玛格丽特（我会不会太老、太慢、跟不上大队伍？我会在水里抽筋吗？……）但是我没有回头路了，艾米丽还很热情。

我们乘坐火车来到湖区，波兰裔出租车司机很有意思，他把我们送到了之前订好的民宿。女房东一出现就告诉我们，今天早晨有一个五十多岁的男人游泳时猝死了。他被直升机拉走了，全力抢救之后还是没能救回来。

我们是第二天游泳。我当时听了男人猝死的消息之后很难入睡，他肯定是谁的丈夫。第二天早晨，当地特色的英式早餐我更是没有胃口吃。我们走了五千米去温德米尔湖，从静谧的树林来到吵闹的湖边，到处都堵车，人群里的人大都是衣服脱了一半，彩旗飘飘，人声喧哗，还有好多快餐食品。这肯定不是我们两人预想中那样在平和的开阔水域游泳，但我们已经加入了。于是我们一路被挤到了当作临时更衣室的大帐篷。你试过在一个热得像蒸锅的帐篷里，跟几百个浑身是汗的女人一起换潜水衣吗？这可不容易。我在网站上看到（我从来没穿过潜水衣），穿潜水衣前在胳膊和腿上套上购物袋，能穿得容易些。所以我来的时候带了两个合作商店的袋子和两个维特罗斯的袋子。在这个功能上，合作商店的袋子更可靠一些，维特罗斯的几乎一下子就被撕成了两半。

再次走进新鲜空气中，我松了一大口气。可惜的是，我们没有像更有经验的开阔水域泳者那样租来橡胶鞋。光着脚踩在出发前的石子地上很痛，我们和其他二百九十八个"同一波"泳者一起被安排在一个"等待栏"里，这群人都戴着一模一样的亮黄色泳帽。做了几项热身运动、听了一些超大声的迪斯科舞曲后，大喇叭响起，我们立刻出发了。艾米丽游泳技术不错，比我游得快，但她知道我很紧张，答应我只要需要，她就留在我身边。我很快发现，穿着紧身的潜水衣游泳并不是不可能，就告诉她可以自己去游了，我没事的。

我平时都是蛙泳，于是在这里也以蛙泳开始，这意味着我的脸要浸在水里，可是湖水是脏脏的棕色，让我很不喜欢。我保持头在水面之上，又觉得脖子痛，很快我就气喘吁吁了，开始有些慌张。我还没游到第一个大塑料浮标呢，我算了一下，整个两千米的泳程应该至少有二十个浮标。一路上有很多救生船，上面坐着工作人员，我正打算游到救生船边，却停了下来。"这太丢人了，"我告诉自己，"这只是游泳池长度的六十四倍而已。你知道你能做到的，你每周都做，所以为什么才游了几百米就累了呢？你必须用惯用的泳姿游。忘掉水有多脏，假装在泳池里。"这是积极的自我暗示。我总是鼓励我的来访者们这样做，现在我有机会测试它的效果了。这还真有用，我松了一口气，开始用惯用泳姿进入节奏，偶尔在水太浑的时候闭上眼睛。很快，我就到达了湖边的半程标记。

下半程对我来说又是一项挑战。我能看出自己在黄泳帽这一波人中几乎是最后的，后面的亮粉色泳帽有一些人紧追不舍，快赶上我们了。这些人比我们晚半个小时出发，这有点打击我。我决定紧跟一群中年黄帽，他们跟我的速度差不多。一个戴着绿色泳镜的年轻女士在鼓励他们，她边仰泳边跟他们聊天。我不知道她是工作人员还是来游泳的，但我感觉有她在很安心。

但是在我们快到达终点线的时候，我有一条腿抽筋了，痛得要死，可我下定了决心要继续。我开始仰泳，换回来，再仰泳，试着放松，最终我到达了终点线，从水里出来。我精疲力竭，但也同样激动不已。艾米丽等了二十分钟了，她看到我成功了也很开心（同时也舒了口气）。我们各自拿到了一个奖牌和一个礼品袋，回去的路上吃着燕麦棒、喝着热巧克力。

之后的那一周，我给玛格丽特讲了游泳的事，这成了我们可以深耕的一片田地。我觉得那个中年男人的死很可怕，这件事显然让我想起了保罗游泳后去世的事。我还给玛格丽特讲了游泳开始前，我的心狂跳，我不知道自己是否还能下水。她思忖了我心悸的事。

——保罗的死源自心脏病，你的心脏问题是因为恐惧。我在想，你是不是担心自己也会面对死亡？

她说得对，一开始我是在默默担心自己这个年纪的人去游泳是否是聪明的选择。而且湖水还那么浑浊。心理医生和心理治疗医师欧文·亚隆写道："钻进深水中经常代表着钻进一个人的潜意识。"玛格丽特也做了这样的隐喻。

——我在想，你是否想要探索心理治疗的浑浊深渊，还是只想继续"混着过"？你是否害怕自己会在深处发生什么？也许只停留在表面上比看向深处更容易？一旦深入，你就看不到前路了。

因为我们在讨论是否要继续咨询，这些隐喻在这个话题上也说得通。我们还在谈艾米丽是否应该搬出去住，她现在快三十岁了，暂时跟我住，因为她工作的地方离家近。玛格丽特将这件事也跟我游泳时的经历联系起来。

——你想放女儿走。你似乎不想拖她的后腿，但你又担心没有她，自己是否能好好的。

然后她提出一个问题："等你女儿走了，还有其他人能给你做向导吗？我能吗？"

不知为何，我立刻就想到那个戴绿色泳镜的女孩，又告诉玛格丽特游泳快结束时我觉得那个女孩让我很安心，我意识到，我回答了她的问题。我微微一笑，她也用微笑回应。

——连眼镜都一样啊。（玛格丽特就戴眼镜！）

几周后，我伤了脚踝，左腿打了石膏，膝盖以下都被覆盖，我得拄着双拐走路。我受伤的时候独自一人，在很远的地方，还得自己开车到医院。后来石膏打好了，我租了一辆自动挡的车回到家。我感到极度孤独。前一天晚上去骨折诊所的时候，我突然开始想妈妈，啜泣起来，她去世的这七年我还从来没这样啜泣过。两天后，我去跟玛格丽特做治疗，告诉了她这件事。整个治疗期间，我一直在哭。玛格丽特说这件事很重要，我病了的时候会很想妈妈。

——你是病人，你母亲是医生的时候，你们都能给对方一些东西。

我当然没忘记，我也是玛格丽特的病人。没错，她也注意到了。然后我告诉她，我租车的主要目的就是今天开车来看她，对我来说，来这儿很重要。

她说："我觉得这是真正的转折点，你终于开始考虑自己的需求了。"

回到现实世界，我还得管一个家，家里的孩子、宠物、邻居家的猫都在我家捣乱。这只猫叫贾斯珀，是一只干瘦的虎斑猫，它这几天都来我家里遛弯。它主要是站在厨房里，一脸懵懂地嚎叫，直到我给它一些奶。邻居耸耸肩说，贾斯珀痴呆了，我也没法抱怨，我们家"胖胖"猫是一个巨大的白毛球，叫声很大，它也经常去邻居家，只要它想再来一顿晚餐。我忍了贾斯珀几天，甚至还有点喜欢它了，直到我注意到前门的地毯上出现深色印记。后来的一天早晨，我从卧室房间地上拎起去湖区游泳时穿的潜水衣，发现它被难闻的黄色液体浸湿，还沾到了我的手上、地毯上。我尖叫着把潜水衣扔进了浴缸，给艾米发了短信。

"贾斯珀在我的潜水衣上小便了！"

她在忙着工作。"那就把它赶出去。"

"它能从猫洞门进来。"

"那就把猫洞门堵上。"

"那胖胖就进不来了。"

"买个磁吸猫洞门。"

我能感到她话里的不耐烦。她说得对，这是个合理的解决办法，于是我开车（腿还打着石膏）去了宠物用品店，选了一个猫洞门，这种猫洞门只有在猫颈圈上有配套磁铁时才能打开。我下定决心要自己装猫洞门。保罗的旧工具箱还在储物柜里，他的电钻也在，盒了里还有说明书。我对保罗说："我相信自己可以的。你会帮我的，对吧？"

第一个问题就是如何把旧猫洞门卸下来。我轻松把三个长螺丝卸下来了，可第四个螺丝的头"开花"了，我用的手持螺丝刀没办法扒住它。读了电钻的说明书，我意识到它也能当电动螺丝刀用。这个肯定比我的手劲儿大吧？我试了一下，可是没有用，它也扒不住螺丝。然后我注意到门的另一边有个螺帽可以固定这枚螺丝，要是能把螺帽卸下来，螺丝应该就能拿出来了。电钻有一个头是用来松螺帽的，于是我试了一下，还是不行。也许我用错了钻头，可是怎么找到合适的钻头呢？这时候，天下起了雨，我蹲在后门外被打湿的地上，腿还打着石膏，一筹莫展。我慌了，还是吞下骄傲，去敲邻居的门，没人应门。我又去对面敲了另一个邻居的门，这位邻居最近在自己建温室，动手能力相当强。他也出门了。我想到第三个邻居，他在一次大雨之后修好了他家的房顶，可我又记起，他跟家人都去度假了。没办法了，我必须自己再试一遍。我想到游泳时，积极的自我暗示很有用，于是对自己说："加油，卸一个螺丝而已，没那么难。"工具箱里一定有工具能帮忙。我请求保罗："我知道你肯定行，帮帮我吧。"我又翻了一遍工具箱，在之前没找过的一个小盒子里找到了一把小扳手。我试着用它来拧螺帽，成功了，螺帽松了，我把螺丝拧了下来，旧猫洞门就这样被拆下来了。

我现在激动起来，把新猫洞门从包装里拆出来。但我的欣喜很快消失了，我发现它太大了，装不进门上的洞。我看了说明书，上面写着需要锯子。幸运的是，说明书上还提供了图片参考，我知道自己没有这个工具——实际上，我还记得收拾旧房子的时候从工具间里扔了一个。我又去保罗的工具箱里找，发现一个小手锯。我想，这应该能削掉现有猫洞的边缘，试了一下还真行，我松了一口气。最终，改造好的洞表面粗糙、有木刺，不在门的正中央，但猫洞门终于合适了。我现在只需要用配套的螺丝把猫洞门装上了。说明书说，我要用铅笔画好需要装螺丝的位置，于是我弄断了三根铅笔的笔芯才意识到所有铅笔都太粗了，塞不进猫门洞打的眼。然后，我想起来一个画面，保罗用电钻在墙上画位置。我试了试，问题果然解决了。终于，我准备好把四个螺丝钻进后门里了。我试了又试，遇到各种问题，比如砖石结构的钻头在木头上不管用、锤和钻的动作不一样等，洞总算是钻好了。猫洞门换好了，螺丝装好了，工作完成了。

整件事花了我三个多小时。你可能会觉得，我完成之后应该很开心，为自己骄傲，可我只是哭了："你为什么不在这儿帮我啊，保罗？"

用保罗的工具给我一种他离我很近的感觉。我记得他有多爱整洁，他的所有钻头都按正确的顺序摆放，扳手、螺丝刀都放在工具箱的不同盒子里，这让我省了很多事，但是想起他的习惯也让我非常、非常想念他。我又想到了斯蒂芬·格罗斯的观点，失去亲人之后，只要一个人还活着，就可能感受到悲痛。他认为，"了结"这个概念——完全停止悲痛——完全是妄想。悲痛是无法被永久抹除的。

不过感官线带来的安慰似乎也是同样的。猫洞门灾难发生的第二天，我决定给自己一点奖励，买个新的烤架。虽然夏天快结束了，但天气依然炎热，一个朋友告诉我现在买，价格非常优惠。于是我去了商场，找到一个优惠的烤架，两个可爱的年轻人同意帮我组装、运送。我的腿还打着石膏，这绝对在谈判中帮了我的忙，这家店平时是不负责组装和运送的。我一瘸一拐地走回车里，又想到了保罗，上次买烤架还是跟他一起，那是十多年前了，我告诉他，他会喜欢这个新烤架的，他不能跟我一起试烤架真是太遗憾了。打开后备厢放拐杖，我看到一根小小的白色羽毛粘在后挡风玻璃的雨刮上。虽然我知道那其实并不是保罗送来的，它却依然给我带来安慰。

我没有告诉玛格丽特猫洞门的事，因为我们夏天暂停了五个星期。暂停期结束后，我告诉她儿子威尔的考学危机。他有三年的资金支持，这在当前萧条的经济环境下很罕见，可这并没有给他带来快乐。他觉得他的上级不够支持他，不确定自己想不想继续做下去。玛格丽特将这件事跟我考虑继续咨询的事联系起来，咨询还有意义吗？我能从中得到什么好处呢？我会有足够的支持吗？我想了想自己目前为止得到的，思考我是否有进步。我开始接受心理治疗的契机是保罗死后我太过恐慌、抑郁。心理分析学家爱丽丝·米勒说过："抑郁真正的反义词并不是快乐，也不是没有痛苦，而是生命力——自由地去经历一些自发的情感。"我相信自己在这方面是有进步的。我懂得了，失去和分离对我来说一向很难，在保罗去世这件五雷轰顶的灾难发生前就是这样了。我想到那种强烈的焦虑、抑郁、孤寂，它们渗透了我的童年，还有保罗死前我就经历过的那些失去：我的第一个正式男友甩了我；其他失恋的经历，即使是我跟对方提出分手。保罗的死对我来说是最可怕的背叛，很快我又经历了妈妈的去世和珍妮弗的离开。跟玛格丽特的交谈让我认识到这一点，她的支持也帮我慢慢迈出了尝试的步子，更多关注自己的需求。我并没有欣喜雀跃，但感觉自己有了一些生命力。那么我为什么还是犹豫呢？即使过了这么久，我还是感到"五十分钟的治疗小节"（心理治疗的固定时间为五十分钟）的过程僵硬、不自然，每次治疗开始时玛格丽特的沉默都让我不安。我几乎从不期待跟她见面，因为我知道自己能从她那里学到东西，但我跟她之间作为人类的联系非常微弱。

暑假结束后，我对玛格丽特很不满。首先，她把平时在八月休的假挪到了九月，假期里我给她寄了一张支票，结果她把支票弄丢了，给我发了一封道歉信，请我重开一张支票。我走进她咨询室的时候闷闷不乐地把第二张支票递给她。

——谢谢。弄丢支票的事我很抱歉。

——是啊，这件事让我不太开心。实际上，我挺受伤的。（我听出自己的声音带着哭腔。）

——哦？（她挑起双眉。）

——对啊，我不知道这是什么意思。你为什么会弄丢支票？是因为你受够我了吗？是想把我甩掉吗？

——你好像觉得这是针对你个人的。

——是啊，我为什么不能这么想？上次见面之后，我给你发了一条长长的短信，讲我觉得你改动假期真正的原因是什么，我就知道你是不会回复我的。你知道我总是在八月的前两周去度假的。

——所以你觉得时间对不上让你很难过，你的假期跟我的错开了，是吗？

——对。我记得你以前从来没在九月休过假。

——所以我才提前很久通知。

——没错，但这对我来说没什么区别，我都已经订好游轮了。

——五月就订好了？

——是啊。越早预定，票就越便宜。

——你觉得我不配休假吗？

——不是那样的。你似乎在暗示，我要求八月来见面是要求太多，我没有恒心，这都是我的错。可实际上，明明是你改了休假日期，所以我才觉得你是受够了我，想把我甩掉。

——你似乎觉得这一切都是针对你，可你有没有想过，丢的可能不光是你的支票？

——想过，可就算别人的也丢了，你也不会告诉我的，是不是？

——嗯，我不会。可问题是，你认为这是针对你个人的，所以立刻得出结论，问题是我受够了你，不喜欢你。

——是啊，是啊。我们谈过这个了。我觉得你对我的态度很不好、批判太多，跟我的母亲在世时一样。我知道，可我不知道该怎么解决。

玛格丽特思考了好一会儿，然后说："自我认知？自我意识？"

咨询进行到一半时，我感觉好多了。我可以对玛格丽特大发脾气，可她不会上钩的，而是利用我说的话来剖析我的习惯性反应。我也明白，她在针对我的需求做出积极反应，比如给我拿个小凳，让我放受伤的脚踝；根据一周时间表的变化改变我们见面的具体时间。她给我提供了安全感和情绪上的关怀。这是一种不同于母爱的照顾。我注意到这些小事，也为此感激她，但是我疑虑的种子就是无法去除。我记得几周前，她有一次不小心把保罗说成了"艾伦"。我当时惊呆了，可她糊弄过去了，说她很抱歉搞错了。之后的一次会面中，她又犯了同样的错误。她真的有在听我说话吗？我读过一份有趣的研究，研究的是有自杀倾向的来访者如何传达他们的情绪痛苦，还有专业人士是否能成功接收这些信息。研究结果显示，来访者在专业人士忘记他们的私人细节时会感到自己失去了个性，没有被人性化对待。相反，如果对方记得他们的个人信息，来访者就会感到自己讲的"被听到了"。这与我面对玛格丽特健忘问题的感受很相似。假期结束后不久，玛格丽特又不小心提前十五分钟结束了我的治疗。回家的路上，她给我打电话道歉，说我们可以下次再聊这个，可是这个问题她再也没提起。她到底还想继续跟我的关系吗？我知道自己应该主动跟她提，可是我不愿面对冲突，这对我很难。

时光飞逝，保罗去世的下一个纪念日刚好是我和玛格丽特会面的日子。我已经戒掉抗抑郁药一年多了，虽然生活起起落落，我也在继续过日子，参与了很多项目、跟很多人打交道。可是这一天，我哭得停不下来。

我对玛格丽特说："我受够了过这种半死不活的生活。"

玛格丽特说："你喜欢生活的一半，讨厌另一半，讨厌丧夫、讨厌自己是个寡妇。"

——是啊，我讨厌这点。保罗跟我保证过，永远不会离开我。

——他知道你很脆弱，还是给了你他无法实现的承诺。我想这激发了你害怕被抛弃的恐惧，这种恐惧很具体，源自你很小的时候。

又谈到了这个，这个话题总是会冒出来。

学术和专业论坛就像时装表演：展示治疗模

式时只强调好处，不会提到它们的局限性。

——《关于心理治疗与其他方面的失败》

[英]米兰达·沃尔伯特，[美]托尼·罗斯曼尼尔

僵局
Impasse —— 第九章 ——

　　我还会经历更多的"抛弃"。这几个月来，爸爸行动变得迟缓，身体和头脑都是如此。艾米和我决定周末母亲节去德文郡。爸爸现在已经九十一岁了。他腿脚不便，容易忘事，但吃得好，每天都散步。实际上，他还坚持让我们跟他一起散步，而且不走现成的小路，而是穿过田野、树林，用他的长柄大镰刀砍掉挡路的植物。回到他家里，我们开始做一大堆常识拼字游戏，这是他的邻居送给他的，凌乱地摆在餐桌上。妈妈要是知道我们现在只是在吃饭时才把这堆纸挪开，肯定会被气到的。不过那个周日，我想起妈妈的时候记起的是她的好，我想她了。我从后花园里摘了一捧水仙花，放在了家旁边的墓碑旁。

　　接下来的几周里，妹妹安妮告诉我，爸爸的情况恶化了。我注意到爸爸已经不给我打电话了，我给他打电话的时候，他总是因为走到走廊而气喘吁吁，想不起能给我讲些什么，他的生活中发生了什么。我觉得自己所认识的父亲在缓缓消失，可他还是倔强地坚持自己住、去散步、讲关于时政的激烈观点。然后，妹妹告诉我，爸爸的情况急转直下——他停了所有药，吃得很少，只能走到隔壁的小教堂。他好不容易看了一次家庭医生，医生说他可能有肠道癌，可他拒绝再做检查或治疗。我再次去看他时，被他样貌的变化震惊了。我到的时候他坐在椅子上睡着了，身形消瘦、面色蜡黄。可他看到我来了就精神了一些，我们整个周末都一起做填字游戏、看电视，除了看《老爸上战场》，他都在睡觉。填字游戏也进度缓慢，因为爸爸已经有了严重的记忆问题。我能看出，他感觉词就在嘴边了，就是想不起来。我逼着自己不要说出答案，祈祷着他能想起来，但他很少能想到。接着，他突然大喊"博罗季诺"，或者"矛盾修辞法"，但那是半小时前题目的答案。我看得出这让他很烦躁，我也感到他似乎在缓缓淡出我能触及的范围，就像难以捉摸的拼字游戏答案。

玛格丽特听说这件事时的态度关切而善良。她说她很抱歉，问我感觉如何，我说自己无法集中精力。我上次去游泳的时候以为把毛巾丢了，让朋友简去失物招领处帮忙找。她刚一走，我想起来，毛巾就裹在我身上。我还告诉玛格丽特，我害怕一个人跟爸爸在他的房子里睡觉，怕他夜里走了，虽然这么想不好。

玛格丽特说："我很高兴听到你有这样的想法，这是一个自私的想法。你总算开始考虑自己的需求了。"

艾米丽跟外祖父的关系一直很好，她夏天要出远门，下定决心要在离前去看看他，于是我再去看爸爸的时候带上了她。那天是父亲节，我们给他带了贺卡。我的贺卡是那种催泪的，这种卡片我平时肯定不会买，上面的内容是感谢他多年来的帮助和支持，做父亲的女儿很骄傲。面对一个从不谈情感的父亲，这些话很难说出口，但我还是想表达给他，于是我让卡片帮忙传递。艾米丽的是一张闪光的卡，上面印了一个像史努比的卡通，卡片外面印着："每个人都觉得自己的外祖父是天下最好的……"里面印着："可只有我说这话才是真的！"爸爸笑了，两张卡片似乎都让他感动。他半开玩笑地说："我觉得我要哭了。"然后他让我们把卡片放在他床边的梳妆台上，这样他就能看到了。

这个周末接下来的时光很难熬。爸爸已经不穿衣服了，也不怎么吃东西。艾米丽很难过，爸爸经常生气、抱怨。我给他做早餐，烤了半个马芬，切成四小块，他只吃了一块。安妮和我扶着他在床上坐起来，他对我们大喊、叫骂。爸爸从来不喜欢别人照顾他，看着他这样逐渐消瘦，真的很难。他穿着睡衣，试着一步一步挪到花园跟我们一起吃午餐，可这让他晕得厉害。他坚持走到室外花园，但是走了四五步就不得不放弃。他不停地说："这太糟糕了，太糟糕了。"我们夜里也断断续续听到他这么说，他的卧室与我们之间的那堵墙很薄。周末结束，我们开车离开时，艾米丽啜泣不止，她知道她再也不会见到他了。

我把这个周末的经历全部讲给玛格丽特，她又告诉我她很遗憾。我告诉她艾米丽很难过，说我没有感情，因为她一直在哭，可我没有。

玛格丽特问道："你的感情在哪儿呢？"

——我不知道。我想，可能保罗的死太可怕了，给我打了预防针，那之后我就没有任何感觉了。

——我有时候听你讲父亲都觉得你快哭了。情绪是不会预约的，它们想来就来，没有预告。

很久之后，我还会回想她的这句话有多么正确。

几天后，安妮给我发短信说她一夜都无法入眠，爸爸不停地醒来。我直接上了车，后半夜到达德文郡的时候，爸爸半坐在床上，止不住地打嗝。不过他见到我很高兴。我手里拿着一瓶啤酒在他身边的床上坐下，握住他的手。他握着我的手不松开，偶尔紧握我的手指，非常温柔。我之前好像从未牵过爸爸的手，他的手似乎有魔力，像一个我不愿打破的魔咒。当然了，魔咒最终会被打破。一个多小时后，电话响了，打电话的是夜班护士，他们找到了能治爸爸打嗝问题的药，问我们能不能去比迪福德取药，去那儿要开近一个小时的车。于是我又上了车，沿着没有灯的奇异道路开到乡村，结果迷路了，不得不打电话跟警察问路。我终于开到了位于郊区商场的指定超市，停车时医疗系统的车已经等了我好一会儿了。我拿着药回去，爸爸已经睡着了，所以我跟妹妹沏了茶，吃了半袋巧克力布朗尼。我们两个都需要这舒适的、甜甜的安慰。凌晨四点半，爸爸又醒了，开始喊叫、骂人、打嗝。我们用酸奶给他喂了药，但是并没什么用。这一整天，他睡一会儿醒一会儿，醒了就很烦躁。他睡着的时候，我们忙着打扫、清洁、买东西、打电话；他醒着的时候，我们尽力让他不难受。这让我想起孩子们还是婴儿时，我听着宝宝的噪声检测器随时待命。

第二天，一个善良的年轻护工从临终安养院来了，教我们如何给他翻身、清洗、换床单。内心懦弱的我总是想避开爸爸赤身裸体的样子，还有他被人帮着穿大号纸尿裤、自尊全无的样子。可我还有能干的一面，我知道这些事是必须做的，也想为他做。后来，社区护士来了，帮忙装了注射泵，这样就能一直有药注射进去，让他舒服些，也能帮他控制烦躁的情绪。安妮和我也知道，这意味着他不会清醒太久了，我们该跟他道别了。我们坐在他的两边，拉着他的手，抚摸他苍老的额头，不停地哭，告诉他现在可以走了，我们会照顾彼此的，他不需要再抗争了。然后，我们分别跟他单独待了一会儿。我告诉他，他是个很棒的爸爸，我感激他在保罗去世后去看我，感激他从来不批评我。他这时候已经说不出话了，但他捏了捏我的手，发出小小的喉音，我肯定他听懂了我的话。护士告诉我们，听觉是最后一个消失的感觉。

这之后，一切都平静多了。布莱欧妮来了，邻居来来往往。爸爸几乎一直在睡觉，我们有规律地给他翻身、擦洗、换尿布、沾湿嘴唇，同时不停地跟他说话，抚摸、亲吻他的额头。第二天，他的呼吸有了气泡音，我们知道他感染了肺炎。布莱欧妮和我又赶去了比迪福德医院和上次那家奥特莱斯超市，取更多吗啡和清理他胸部分泌物的药。回来后，我们带着狗出去散了一会儿步，等护士来给注射泵加药，护士最终没来。我们散步回来时，就看到安妮坐在床上，抱着爸爸泪如泉涌。时间是傍晚六点三十一分，爸爸，我的爸爸在六点三十分去世了。他的离世很平静，只是渐渐停止了呼吸。

我们给爸爸摆了个舒服的姿势，用安妮的粉色蕾丝丝巾帮他把嘴合上。虽然丝巾看起来不协调，但我们试了又试，发现它比绸带或者绳子管用。我们在他的床边点了蜡烛，开了一瓶葡萄酒，敬他一杯。然后，我们给临终安养院打了电话，他们保证夜班护士会尽快赶来，过来确认爸爸的死亡，在此之前我们不能给殡仪馆打电话。我们吃了些晚餐，放着《远离尘嚣》的DVD，但是没人能集中精力看，因为爸爸还躺在隔壁房间。天色很晚的时候，护士打来电话，他们在很远的地方，希望等到第二天早晨再来。安妮在跟对方交涉，最终同意了，可我却疯狂地冲她吼起来。

"不！告诉他们，必须今天晚上来。"

安妮觉得很尴尬，用手捂住了听筒。"为什么？"她没好气地低声问我，"他们离这儿特别远，路上要花好几个小时呢。"

"我才不在乎。这就是他们的工作。"

她把电话递给我，火冒三丈："那你自己跟人家说。"

对面烦躁的护士又强调了一遍，他们开车至少要两小时才能到，但我拒绝妥协。

"很抱歉，我们需要你们今晚就来。要是等到早晨，所有事都要被耽搁。"

我知道，要是等到明天，爸爸的尸体就要开始腐化了，而且我们可能还要等几个小时才能等到殡仪馆的人。护士们不情不愿地同意了。安妮很生气，她说我不讲理，让人家在半夜开这么远的车来。

"我才不在乎。"我说，"他们不就是上夜班的吗？他们本来就该工作。"

凌晨一点半，护士们终于赶来了，他们很不开心，我们非常难过。我们去了爸爸的卧室，他的脸已经有些惨白、没有血色了，我觉得这很可怕。护士们离开后，我又开始发疯，我满脑子都是保罗死后几天的样子，我不想看到爸爸那个样子。实际上，我再也不想看到他的尸体了。第二天早晨，殡仪馆的人在早餐时间把他接走了。我们都躲在安妮的卧室里，直到他们离开。

之后的几天，我发现自己并不是没有情绪。我总是想哭，好像我的生活中出现了一个巨大的空洞。我告诉玛格丽特父亲去世时，她觉得几个细节非常重要，爸爸握着我的手跟我交流，我最后也能把对他的感激说出口。我还告诉她，他让我做他的遗嘱执行人。

——所以你在他心里有特别的位置，有特殊的重要性。

——这我不确定。但这次，我的感觉确实跟妈妈去世时不一样，我感觉心里开了一个大洞。

——那是因为你的父亲心里有你、照顾过你，而你的母亲没做到。

她担心我会因为爸爸的葬礼错过下次治疗，提出可以改时间。她在展示对我的在意。

改了时间的治疗刚好定在了保罗生日那天，也是伦敦爆炸案的十周年纪念日。我告诉玛格丽特想去新福利斯特，保罗的骨灰撒在那里，但我还要忙着准备爸爸葬礼的悼词，有些应接不暇。她立刻注意到了这个点。

——所以你觉得现在的情绪太多了，应接不暇。

我告诉她确实如此，但找没有说"死后世界"的悼词也很难，爸爸不相信人死后还有灵魂。

玛格丽特说："我想，这应该跟你在保罗死后在意的那些白色羽毛有关。你希望人死后还有未来。"

我立刻反驳了她。

——但很久以来我都觉得羽毛是自己构想的故事。我不觉得自己真的相信人死后还有灵魂。

——我想，你已经很接近相信了。作为女儿，你想要、渴望跟父母近一些，把这个女儿的身份保留下来也很重要。

她把这个也跟结束治疗的事联系起来。

你谈起这个——死亡、终结、抓住某个人——因为你知道治疗要结束了。现在不是"结束"的好时候，但治疗不可能永远继续下去。

这点我是知道的，问题是我能不能在生命中再次发生不好的事时撑下去，因为不好的事总会发生的。

爸爸死后，我还没看到过任何知更鸟、仓鸮、彩虹什么的。不过葬礼那天早晨，布莱欧妮和我刚刚在自己小时候睡的床上醒来，这时她告诉我昨晚闻到了香水和烟草味。那天晚些时候，我们办完了葬礼，在爸爸的花园里吃午餐，两个妹妹同时闻到了烟草味。爸爸多年前抽烟斗，她们相信这意味着爸爸跟我们在一起。我什么也没感觉到，虽然爸爸不相信往生，我还是悄悄对爸爸说，如果他在的话，让我知道他还好。那晚，我独自回到家，很快就睡着了，这时房子里所有的烟雾警报器突然同时响了。那声音震耳欲聋，我从床上跳了起来，跑到厨房里看哪儿着火了。可是没有火，空气宁静而清新。没一会儿，警报就停了下来，我回到床上，刚才的安稳睡眠一去不复返，整夜辗转反侧。我闻到一点香水的味道，因为太短暂，我说不出具体是什么味，但我绝对闻到了。

"你看。"第二天早晨我给布莱欧妮打电话的时候，她说，"妈妈和爸爸都在照顾着我们三个呢。"

我回到了按部就班的正常生活，注意到门口的地垫上有一根小小的白色羽毛不肯离去。我没有动它，因为它让我觉得每次离开、回家时保罗都知道我在哪儿，我需要这份安心。我的卧室里有一张裱好的保罗的照片，这是一个朋友给他照的，朋友跟他一样是帆船爱好者。照片里，保罗在船尾，背对着镜头，面向大海思考。爸爸死后，我也用同样的相框装裱了一张他的照片，挂在保罗的旁边。我告诉玛格丽特，我想每天醒来的时候就看到这两个对我很重要的男人。我还说，保罗是背对镜头的，爸爸则是面对镜头的。

她答道："是啊，你能够面对你父亲的死。"

但我真的能面对吗？有时候在工作上，我会判断失误。我不是在说那种职业生涯初期没有经验、没有自信的失误，比如我对凯莉的判断失误，而是那种觉得已踏上了很多人走过的路，却发现对面坐着的人心里想的跟自己所计划的大相径庭。这也发生在我与康纳和他的家人之间。他是一个来做自闭症评估的十一岁男孩。我和往常一样跟一个言语治疗师同事一起评估。多年来，我们一同评估过成百上千个孩子，积累了各种各样的方法（有时候还包括一些"戏法"，袖子是个藏气球的好地方）来让不乐意完成评估任务的孩子们配合工作。康纳一开始就是这样一个不乐意的参与者，他带了一个游戏机进来，坚持要玩游戏机，看都不看我们测试箱子里的玩具。当时最流行的卡通是《宠物小精灵》，还好我和同事都对里面的角色相当了解（都是从儿子那听来的）。康纳听到我们提起这个，似乎惊讶又有些佩服，我们很快就开始了关于皮卡丘和摩鲁蛾战斗力的讨论。这之后我们成功劝服他，每完成一项评估任务，他就可以玩两分钟游戏机。我们把要做的所有任务写成一个清单，效果非常棒，康纳在评估过程中很配合，我们最终认定他并不在自闭症谱系范围内。他确实有几个很多自闭症儿童常见的特点：他会经常躲避眼神交汇；他不听从成年人的指示，至少一开始不听；他对《宠物小精灵》有兴趣狭隘的倾向（似乎比我们的儿子更加感兴趣），但这些不足以构成自闭症谱系的诊断。康纳一旦跟你熟起来，是个会社交的孩子，能够跟人有来往地交谈，也享受互动。我们敢肯定，他的父母听到这个评估结果会很高兴的，我们要跟团队其他成员一起告诉他们这个消息。

我们约在评估的那个咨询室里见面。这是一间没什么家具，只摆了椅子和一张矮桌的房间，一面墙上有一块大镜子。这面镜子也是个单向窗，康纳的父母就从另一面看着我们的评估过程。我坐在康纳的父亲身边，作为团队里的儿童精神科医生向他大概阐述我们的评估结果。谈话时，我看着他的脸色一点点变了，从脖子红到耳朵尖，再到头顶，这把我吓坏了。他怒发冲冠，用拳头捶了我们面前的桌子，又攻击了我们团队的每个成员，他的妻子在一边鼓励他。他们两个都听不得我们对康纳配合评估的赞扬，不愿意看我们拿来的测试结果，也不听我们对康纳未来的积极预测。他们想要自闭症诊断结果，却没得到。我们的谈话突然转了方向，康纳的父亲对团队里的女性成员说："我知道你们把车停在哪儿了，你们给我等着。"就这样，他和妻子大步走出了房间，还把门摔了。

你大概能想象到，这之后我们团队内部讨论了很多次。孩子没有被诊断为自闭症，父母到底为什么会这么生气？是康纳如果有自闭症，他们就不用为他的行为负责了吗？我们可以以不同的方式面对这种情况吗？能处理得更好吗？我们填了事故调查表、分到了个人警报器，可回想起来，这件事的重点是我们对情况的认知和康纳父母的完全不同。我们没有察觉到他们的用意，错误地想象他们得知这个积极结果会很热情，以为所有父母都这样。

事实证明，玛格丽特错了，我无法面对爸爸的去世。爸爸是在夏天去世的，他的死刚好发生在我们的治疗通常暂停的时候。玛格丽特似乎没有太担心，我知道自己有她的电话号码，但她并没有鼓励我有需要就联系她，不像珍妮弗在妈妈去世时那样。九月玛格丽特度假归来的时候，我已经情绪低落了好几周，艾米丽也离开了。那种黑暗的恐惧又回来了，挥之不去，我告诉玛格丽特我有多无助。

她说："感到无助也许比撑过这段悲痛的时光看尽头有什么更加容易。"

——尽头？比如？

——我们暂时还不知道。

我觉得这对我一点帮助都没有。我感觉她没有"听到"我的绝望。保罗是突然离世的，不久后，妈妈就走了，然后是我妹夫，然后是杰西。这一切发生时，珍妮弗还离开了我，查尔斯又拒绝了我。人们会死，这是当然的。人们会搬家离开，也会被拒绝，这是大部分人身上都会发生的事。但是我在短时间内经历的"失去"确实太多了。现在我可爱的爸爸也去世了，女儿还搬了出去。我此时真正需要的、最需要的，就是一个能够拥抱我的人。可我面对的却是又一个漫长而孤独的星期。

周五又来了。保罗和我从不在周五晚上做饭，为了庆祝一周的结束，我们会出去吃晚餐，如果我们累了，就打电话叫外卖，看着电视吃。这是从未变过的仪式，不论孩子们有没有跟我们在一起。现在，周五成了空洞、讽刺的一天，没有任何陪伴或舒适，房子空空的。我还是一个忙碌大家庭的中心时，偶尔还会期待自己在家里待一天，珍惜这个来之不易的日子。可现在，房子总是空的，我进家时总有一种不祥的预感和紧张的恐惧。寂静太可怕了，孤独的感觉将我心里所有的积极、乐观全部吸走，只留下我痛苦得没有任何动力，我的生活怎么变成了这样？为什么没有人用微笑和拥抱欢迎我？我忙着做妻子和母亲的时候，从没有想过我会过成这样，独自一人，没有人需要我。这个事实在不断地被强调，每次远足、每次购物、每次走到路口去寄信，我都会被提醒。每次回到家，打开前门，寂静都会扑面而来。

整个周末我都被这种无名的恐惧裹挟，浏览了不少自杀网站。我很快发现，服药过量是一种非常不可靠的手段，除非你同时在自己头上套一个塑料袋。跳到火车轨道上是更加有效率的自杀做法，然而我并没有勇气那么做。我回想起在一家大型精神病医院工作时遇到的一个来访者，这家医院坐落在伦敦郊外。那是我实习的第二年，那个来访者是个年轻的赛车手，刚过三十岁。他的职业生涯不如当初设想的那样成功，因此抑郁了。我跟他的见面可以被模糊描述为"支持性咨询"，我当时的上级是一个性格很好的心理学家，对工作的态度很放松，经常在我把案例拿去咨询时表扬我。一个周一，我去上班，却被上级和医院的监管人推进了一个小房间。我的来访者周末试图在医院的卫生间上吊自杀，幸亏一个护士及时发现，割断绳子救了他。没人怪罪我，不过他们讨论了这个案子是否适合给一个实习医生。当然了，我感觉糟透了，可我只是被告知不能再见他了，就这样结束了。现在想起来，我觉得自己需要做抛弃的那个人，而不是等我再次被抛弃。

下一次跟玛格丽特见面时，我一开始哭了，告诉她我想死，告诉她房子太空了，我四天时间没有跟任何人说话，这种极度的孤独是我无法忍受的。玛格丽特说我应该联系家庭医生，去开一些抗抑郁药。我知道自己不会那么做的。我现在这种心情，最不想做的事就是跟人打电话，更不想对付家庭医生诊所那个坏脾气的前台接待员。我们在这个话题上不停地绕圈圈，好像僵持了很久，直到最后玛格丽特说她会替我给家庭医生打电话。我感觉她这样提议并不是乐意去做，而是被我的不配合气到了。

家庭医生很严肃地对待我的自杀倾向，第二天就有一个成年人精神健康危机小组的心理医生来看我。他是个有魅力的年轻人，高高的个子，深色的头发，举止温柔。他接受了我拿来的咖啡，跟我聊了很久人生、工作，还有过去几年发生的所有事。他温暖、关切、积极。他告诉我我抑郁了，然后给我开了药，但他还说，我感到情绪这么低落是有原因的，他肯定过几年再回想起来，这段时间就会像一个瞬间。他说会再来看我，还会让他的护士给我一些支持。他问我愿不愿意参与一些认知行为疗法。我告诉他，我在跟一个精神动力学心理治疗师合作。他似乎对此兴趣寥寥，说我们可以在他下次来的时候再聊治疗的问题，他每周四来看我，这本来是我跟玛格丽特治疗的日子。

他的护士团队非常厉害，其中一个人每天都来，有时候是傍晚的时候来，可我从来没觉得是"挤占"了人家忙碌的工作时间。只要我需要，他们就一直留着。其中一个护士叫吉姆，是专门分派给我的，所以他来得最多，只有放假的时候才不来。他是个中年人，穿着休闲，留着小胡子，我觉得他的头发对于一个医疗从业者来说有点长。他让我想起大学时的那些嬉皮士朋友。我挺喜欢他，他温暖又友善，总是接过我递给他的茶。他注意到一些细节——我的书、收藏的唱片、摆在壁炉上的孩子们的照片——然后在聊天中问起这些。

所以，当他最终问起这个问题时，我并不介意："所以，你还在看那些网站吗？"

我还是感到焦虑、烦躁，也不怎么说话。但是日子一天天过去，抗抑郁药物起作用了，我开始放松。我们讨论起孩子、医疗系统的现状，还有很多其他事。我期待他的到来，但我已经意识到了，他们不可能长期来的，这已经让我感到焦虑。

——我知道你们不能一直来。但我担心如果停下，就会发生什么事，我要是再有自杀的想法怎么办？

——你说得对。这是危机服务，所以我们不能一直这样下去。但我们不会停下的，直到你觉得可以停下，我们会慢慢减少拜访的次数。你已经在我们这里登记了，可以很快就找到我们。

这太有用了，这扇门不会被完全关上。这个团队对我展现的只有善意和关心。他们给我时间和空间，帮我控制住了当时感受到的焦虑和烦躁。心理医生再来看我的时候，建议我跟团队的心理学家聊一聊试试认知行为疗法的事。他告诉我，认知行为疗法和药物结合起来效果会很好，有证据证明这种方法治疗抑郁很管用。但是见心理学家这件事让我犹豫了，毕竟这也是我的职业，这太奇怪了。

见到对方之后，我发现她轻快又高效，就像正常的专业咨询师一样。她问我，如果尝试认知行为疗法，我的目标是什么，我有些惊讶于自己的答案，我能够相当清晰地总结出来。

——我想要建立适应力。爸爸去世后我的反应吓到了自己，我想要学一些策略，在下次遇到糟糕的事、感觉自己处在低谷时能做得好一些。我想找到一个在人生的道路上向前走的方法，找到一些有意义的事来做，而不是总因为消极的想法拖自己的后腿，觉得自己不行、不够好、不招人喜欢。

她的建议是，认知行为疗法很适合，能保护我。我说会考虑的，但我得先跟玛格丽特谈谈。

我再次穿过玛格丽特家乱七八糟的花园，走向她的侧门时，我并不乐意，也不开心。我感觉自从爸爸去世，她就没有再照顾过她的花园，也没有照顾过我。我坐在平时坐的那把椅子上，盯着地上破旧的波斯地毯。我的眼神落在地毯单调的深红色和黑色花纹上，我就是想找个地方看，只要不看她。我告诉她这次引来了危机小队的经历吓到我了，而心理治疗没能阻断我自杀的倾向，这也让我感到担心。我告诉她，他们建议我试试认知行为疗法，我说在考虑是否应该尝试，她看起来有些烦躁。

——在要不要继续心理治疗这件事上，你是有选择的，但你必须全身心投入；你必须对"为什么看不见就是不去想"这个问题感兴趣（大概是说我对她暑期去度假的反应），为什么你不能在需要的时候去找家人、朋友寻求帮助，为什么你"忘记"了自己的需求。

——但我确实感兴趣啊，不然我为什么一直来呢？

——也许你想让我把这些都帮你梳理清楚，但心理治疗不是这样的。

——但是我这么多年都没有什么进步，为什么现在一定要进步呢？

——你这么说是想当然地认为你并没有进步过。（但是她也没有具体说我有过进步。）

——可我要是没有全身心投入，为什么还来呢？

——也许这件事就是一场比赛，你想要证明我错了，证明心理治疗不管用。

这话她之前可没说过，我听了也有些恼。我们之间确实有一种竞争的感觉，我突然想起她几周前说的一句话，说我需要承认，我这个职业人是可能被她这个职业人帮到的。所以，竞争的感觉不是我的一厢情愿。

再一次见面时，我快要气疯了。她给我发的账单里包括两次我因为看心理医生而错过的治疗。

她说："这在协议里规定了，取消是要收费的。"

我觉得这不讲理，尤其是考虑到目前的情况和我的状态。

我说："我不想再来了。"

我赌气地沉默着坐了好久，直到最终，她问我在想什么。

——这没用。都没能让我不去想自杀，危机小队起码善良——你做不到这一点。我爸爸去世的时候你要去度假，都没有给我一个电子邮箱地址，我因为有自杀倾向才错过了治疗，结果你还要收我的费。

——你没有要我的邮箱地址，你没有说你不好。你父亲去世的时候只是刚好碰上了我早就计划好的休假，七个星期的空档本来就是个问题。

——这其中有三个星期是因为我必须去德文郡错过了，我爸爸当时快不行了。但剩下的四周是你的问题，你也没给我你的联系方式。

——你有我的电话号码。

——我不喜欢打电话。

——这我不知道。虽然可能与他人认知不符，但我不会读心术。

——你就是不在乎。

——你是不承认别人的共情。

——我没看到任何证据。

——你感到低落的时候，我联系了你的家庭医生。

——你当然要那么做了，我有自杀倾向！你要是不做，就完全是渎职。这不能证明你对我有共情或者在乎我。

——问题是我们如何一同从这些经历中学到教训。

——我不知道"学到教训"是什么意思，我不明白对一匹死马反复鞭尸有什么意义。

——你对自己的看法让人很伤心，你还是觉得自己的需求不值得思考。

——这我知道。我们已经反反复复说了很多遍了，但是没有任何用。

她的回答是，我应该增加每周来的次数，应该躺在她的沙发上。这让我很生气，我是一个寡妇，现在还要供两个孩子上研究生，她看不出我有多脆弱吗？她不知道我需要善意吗？

再一次见她的时候，我直接告诉她：我觉得你不喜欢我，你认为我不是个好人。我感觉自从爸爸死后，你对我就很疏离、居高临下，而这是我最需要温暖和安全感的时候。

——我不认识你描述的这个我，我也认不出你了。你明显很坚强。

——别人都这么跟我说，可我就不这么想。我对你的治疗抱有的幻想已经破灭了，总是回想那些消极的、艰难的时候。这让我对自己的感觉更糟糕了，我想要建立适应力。

——我懂了，但是我们还有很多重要的工作要做。

——可我无法忍受这种消极感受了，它会杀了我的。

到了下一次见面时，我又去了一次德文郡，跟妹妹们一起整理好了爸爸、妈妈的文件。我找到一封让我震惊的信，是妈妈写给爸爸的，日期是1969年新年前夜，当时我大概十七岁。信中，她承认了自己经常对他过于严厉，打击他的信心，用了《圣经》中的一句话："故此，我所愿意的善，我反不做。我所不愿意的恶，我倒去做。"（《新约·罗马书》第七章第十九节）此外，她还提到他是如何评价这种行为的，说她这样"贬损"了他，他几乎快要忍到极限了。她道歉，承诺在1970年会做得更好——这是一个全新的开始。当然了，这并没有发生，直到去世她都对爸爸过于挑剔，可他从未跟女儿们说起过。这让人惊讶，他也见过我和布莱欧妮来看他们时妈妈用同样的态度对待我们。第一天是"蜜月期"，之后就是一连串的攻击和严厉的批评（批评我们的衣着、行为和孩子），又在我们离开后道歉、反控，承诺下次她会改（但永远无法实现）。我告诉玛格丽特这种行为有多伤人，毁掉了我和妹妹们的自尊，让我现在对批评过于敏感。

——她怎么能那样对自己的孩子呢？我可能永远不会那样对我的孩子。

——但是你之前差点自杀，那也会严重伤害你的孩子。

——但我不明白她的行为，她到底为什么那么做？

——她的情绪过于强烈，自己无法控制，所以她只能到处发泄。有自杀倾向也是因为具有同样破坏力的强烈情绪，只是这是针对自己的。

我们还找到了一封更早的信，是妈妈在1955年写给爸爸的。那时候我三岁，两个妹妹分别十八个月、四个月。爸爸去跟一个朋友滑雪了，留下妈妈独自照顾我们，而我们三个刚好都病了。这封信的最后，她似乎在强烈谴责爸爸离开她的行为，警告他以后再也不许这样做。我发高烧，还起了疮，她描述我整天僵直地躺着，一言不发，担心只要一动疮就会疼。

玛格丽特的评价是："你还是在这样做。在沉默中被折磨。"

——我为什么要这么做？

——也许是因为你没有感受到母亲的关切，觉得无法依赖她。

这是真的。我曾经觉得玛格丽特是关切我的，可现在我不这么觉得了。

我们还谈了圣诞节后我打算去试六次认知行为疗法的决定。我们达成一致意见，这期间我要暂停和她的治疗，之后再见一次面，再商议以后的计划。

她说："我担心认知行为疗法结束后，谁都会'总想着你'。"

很不幸，我已经不觉得她能帮到我了。我想让她做"关切我的母亲"，但我觉得她已经不再是了。

所以，到底发生了什么呢？很长时间以来，我觉得玛格丽特给我支持，可时间久了，我感到我们越来越疏远。

欧文·亚隆写了一本很有意思的书《日益亲近》，书里写的治疗方法是他和他的来访者分别讲一次，每一次治疗都是如此。几个月后，他们拿出自己写的东西，互相比较，两种记述一起出版。来访者和治疗师的记述经常大相径庭，让人很难相信他们真的"共处一室"了。亚隆写道："我们对什么话有好处的看法都不一样。我觉得我的解读很优雅，可她从没听进去！她记得、珍惜的是我那些随意、私密、表示支持的话。"

玛格丽特要是回想起父亲生病、去世后发生了什么，故事肯定跟我记忆的不一样。我只能推想，因为我看不到她的记录。我请求她的准许，可她拒绝了，甚至不告诉我她到底有没有记录，更别说让我看了。但从她在我们咨询时说的话来看，她似乎注意到了我的问题：无法全身心投入，还有对失去、抛弃、孤独无法排解的愤怒，信任的缺乏，亲密的难题，也许还有很多其他问题。从我的角度看，这些都不重要，表达也帮不了忙，因为我想要的是在经历失去和绝望时感受到支持和善意。我经常说，可我觉得她听不到。我试图告诉她我有多难过，可她却说起结束治疗的事，或者说我们应该看从中能学到什么。这本身没什么问题，但时机不对、场合不对。这似乎是她整个职业生涯都深信的理论，而我只想要一个能在人性层面回应我的人，将我的绝望和难过说出来会让我感觉好一些。正如斯蒂芬·格罗斯所说："最重要的是，来访者觉得来治疗时想说的话、需要说的话都说出来了，也被听到和认可了。"

M. 斯科特·派克是一位精神科医生、心理治疗大师。他在二十世纪七十年代写了畅销书《少有人走的路》。他在书中说，人类的困境和痛苦如果得到正确的面对，能激发人的成长和更高级别的自我认知。他描述了一位格外顽固的女来访者，他在一年的时间里，每周三次跟她做治疗，也没有看到她进步的迹象。她不愿谈他想让她谈的事，很多时候她根本不说话。同时，她在治疗外的人生经历了一段混乱的时期。

一天，她问派克医生："你有没有觉得我有点糟糕？"

专业的训练告诉他，他应该把问题转回来访者身上，说一些类似这样的话："我想知道你为什么会这样问？"或者，"重要的不是我对你的看法，而是你对自己的看法。"但他的直觉告诉他，他的来访者需要一个诚实的答案。于是，他跟她说，虽然遇到了很多阻碍，没有什么进步，但她还是坚持来见他，不论风雨。他总结说："我觉得，一个像你这样努力提升自己的人并不糟糕。所以我的答案是，不，我不觉得你有点糟糕。实际上，我非常欣赏你。"

这成了这个来访者治疗和生活的转折点，也是她挣扎的终结。派克医生说："我毫无保留地向她展示了我真诚的积极感受——这是我当时觉得自己不该做的事——却达成了很好的治疗效果。"他还讲了一些其他例子，批判冷漠、疏离的传统分析师角色（巧的是，这种理论是被弗洛伊德的追随者推崇的），总结说："要通过心理治疗痊愈，病人必须能从心理治疗师那里接收到一部分病人此前（从父母或相当于父母的角色那里）失去的爱。"如果心理治疗师不能真诚地爱一个来访者，那么真正的痊愈就无法发生，不论心理治疗师的职业素养有多高。

亚隆也有类似的观点："一个治疗师的目的并不是让病人跟他一起做考古发掘……治疗师帮助病人不光要靠树立过去，还要在当下给病人温暖，要让人信任、表现得感兴趣，相信在共同的努力中能取得救赎和治愈的效果。"

这是我当时急切需要的心理治疗师。玛格丽特几乎从不对我做积极评价，也闭口不提我一周又一周来治疗的坚持——实际上，我是一年又一年地来。这在我过得还不错的时候没什么，但现在不一样了。很多研究表明，"咨询师变量"比理论或技巧对治疗效果的影响大得多。我们之间的这种不匹配可能会造成极其糟糕的结果。

如果心理治疗师和来访者都写下他们对治疗过程的描述，谁的描述会更加真实呢？在治疗中，来访者不光是诊断后被治疗的客体，也是积极的参与者。来访者对治疗中什么有用的认知更加真实，所以他们的复述是否能跟治疗师的一样真实呢？很不幸，心理治疗来访者对治疗的复述相当罕见。通常，案例研究都是从心理治疗师的角度记述的。如果来访者的声音能被听到，那也经常是心理治疗师转述的。案例研究是心理治疗师工作的证明，或者是他们理论的论证。心理治疗师可能并不知道（因为他们没有问）来访者本人在治疗中的体验，所以也不知道他们的来访者觉得什么样的方法更加有用。而心理治疗师叙述权威的原因在于他们拥有内行人才懂的知识，没有经过训练的人是没有这项特权的。可是对一次心理治疗的多种解读中，哪一种更有权威性、更真实，是无法立刻辨别的，因为每一种解读方式都不过是对同一种材料的不同理解。

精神分析学家罗伯特·莫利相信，来访者们讲述的故事与心理治疗师讲述的同样有力，也同样能够帮助理解其治疗的过程。在分析过仅有的一些来访者讲述治疗过程的材料（其中包括弗洛伊德和荣格的来访者），以及实习中的分析师和心理治疗师的记述后，他用细节满满的材料强调这个观点。这些记述中的心理治疗师都是富有经验的临床医师，他们的故事不能被简单地理解为阅历尚浅的特例。

很明显的一个结论就是，来访者和医师对于同一次治疗的记述完全不同，就算来访者本身就是受过训练的心理治疗师时也是如此。很多时候，来访者和治疗师之间有着"不一致的目的"，他们分别追求不同的东西，有时候恰恰还是相反的。这通常会导致来访者觉得自己被治疗师误解，造成治疗的困难与失败。有时候，不一致的目的产生是因为比起来访者的情绪现状，心理治疗师对提高他们工作表现的理论更感兴趣。弗洛伊德也说过，比起治疗，他对理论更感兴趣，承认他经常觉得跟来访者谈话的过程太无聊。来自来访者最积极的记述再次证实，来访者跟心理治疗师之间有着温暖、持续、有趣的关系可能在所有心理治疗中都是必要的元素。另一个重要的点是，来访者的记述应该跟心理治疗师的有着同样的权威性，应该得到同样的尊重，虽然角度不同、不那么关键，却也给探究心理治疗的神秘过程提供了一种思路。

回想起我们跟康纳父母的会面，我们如果在说出结论之前先调查了他们的目的，他们希望儿子得到怎样的评估结果，也许结果会好一些。不能因为我们觉得结果好，就直接说出来。换句话说，我们应该在说出自以为他们想听到的话之前，先搞清楚他们想要的到底是什么。我们要是这么做了，可能会先说跟他们相似的观点，毕竟我们确实观察到了一些自闭症的特点，说一说康纳难以处理的一些行为，还有我们可以如何支持他们搞定这些，然后再说他的优势。我们要是以这样的顺序说，就会更加迎合他们的目的，这次会面也会顺利许多。一切的落点就是倾听，真正地倾听客户。

消极的想法通常是抑郁的著名地标。它们可不是真相或现实的可靠解读。

——《穿越抑郁的正念之道》
〔英〕马克·威廉姆斯等

和解
Resolution —— 第十章

要找一个认知行为治疗专家的问题在于，他们大部分是临床心理学家，所以只要住得近，我就可能跟他们有工作上的联系。我开始不情愿地在网上找，我知道网上的"治疗专家"资质参差不齐，于是我小心地只看有官方组织认可的那些治疗专家。我联系的第一位治疗专家在网站上的评价相当好，他跟我电话沟通时既友好又专业。不过他没有空档了，约他还要先登记。我很失望，他一定水平很好，可我约不上。我继续寻找，咨询师很多，都有资质，但除此之外，我并不知道到底在找什么样的人。我给一个看起来跟我年纪相仿的女人打了电话——也许是因为我觉得经历同样人生阶段的人会更能懂我吧。她挺友好，也很专业，可她要退休了，所以这次谈话也没有结果。然后我看到一个住在这个地区外的女人（这意味着我不会因为工作跟她有交集），我挺喜欢她的。她的脸圆圆的，看起来很真诚，照片里的她笑得很灿烂。回想起来，我的选择居然是基于这样脆弱的标准，大概是因为我想到跟玛格丽特的经历，一心只想找"温暖"。苏的空闲时间有限，但她愿意先见我一次，做一次尝试性咨询，后面再做决定。哇，她听起来真不错。

　　苏的房子在我所住的城市几千米外，是一座现代宅子。那天我出发得太早了，必须在她家村口的临时停车处消磨时间，我有些紧张。她家短短的车道上停了好几辆车，她告诉我可以停在蓝色菲亚特后面，于是我照做了。我还没停好车就透过窗户看到了她。她冲我挥挥手，从前门出来迎接我，跟我握了手。这给了我很大的惊喜，在心里不自觉地把这次经历跟初见珍妮弗、乔瑟琳和玛格丽特的情景相比较，她们几个第一次见我的打招呼方式不过是点点头，然后就走回了她们的咨询室。但我很喜欢这种方式，给我一种"正常"的感觉。她问我来的路怎么样，这也很"正常"。

　　苏的咨询室非常不同。那是一个在房子前侧的小房间，外面是社区花园。房间里没有沙发，只有两把现代扶手椅，中间摆了一张矮桌，桌上放着装水的敞口玻璃瓶，当然还有例行的面巾纸。除此之外，这个房间看起来就像一间普通的办公室，有大大的书桌、嵌入墙体的橱柜、电脑和打印机。房间粉刷成白色，家具是不同色调的灰色，舒适而实用。苏本人就像她的照片一样坦诚、友好。她刚刚步入中年，戴着眼镜，红褐色的头发剪成了波波头，经常微笑。她邀请我在扶手椅上坐下，自己则坐在了另一把扶手椅上。她一上来就给我讲她自己：她的资质、她在哪儿工作过，以及现在属于什么机构，还有我来见她能得到什么。这让我突然意识到一件事：我的其他治疗师从没有告诉过我关于她们自己的事，也没有给我详细介绍过她们的工作方法。也许这正是我常常不知道我们的具体进度，以及接下来治疗方向的原因。然后她让我解释来找她的原因、目前面临的困境。当然了，我给她讲了保罗的事，也讲了最近的事——爸爸去世、孩子们纷纷离家让我陷入了抑郁状态。我解释这些事让我有多低落、焦虑，我有多害怕自杀的想法会再次浮现。她问了很多问题，关于我的童年、我跟父母和妹妹的关系。这让我很惊讶，我还以为认知行为疗法只关注"此时此地"，过去是不重要的，但我显然错了。

整个咨询过程中，我感觉苏是真诚地对我所说的感兴趣，她在倾听、真正地倾听，主动且有目的。她的全部注意力都集中在我身上。她没有记笔记，但快结束的时候，她根据我所说的总结了自己的想法，这说明她确实听了我故事的每一个细节。我觉得她很厉害。她对我的最初评估是这样的：

——你对自己有一些非常消极的认知。比如，你说感觉自己很失败，大家都不喜欢你。这也不奇怪，因为你的父母、学校都给你施加了很高的要求，你的母亲经常批评你。根据你所说的，你的父亲在你的童年时常疏远你，你的母亲也忙于工作，所以也许你在童年时没有得到很多情绪上的支持。你还说，你的母亲是个非常焦虑的人，而且母亲和妹妹都曾抑郁，所以你可能有家族遗传的抑郁、焦虑倾向。当人生中发生大事时，比如你丈夫和父亲的去世，这些事总能激发你内心深处对自己的认知，这可能导致你产生一连串的消极想法，加强抑郁、焦虑等情绪。

然后，她问我对这个总结有什么看法。她问我有什么看法！我完全没有准备——没有治疗师问过我的想法！我们在进行一场有来有回的对话，这感觉好奇怪，是一种好的奇怪。苏继续解释跟她的治疗会是什么样的。

——理念是我们合作。你抑郁的时候，想法通常会消极、扭曲，所以我们可以一起辨认这些消极的想法，想一想有没有证据支持它们、有没有证据反驳它们。目的是挑战这些想法，用更现实、更平衡的想法把它们替换掉。你关于自己的本质认知已经存在了很久，这些很难被动摇。从现实来讲，它们不可能被消灭掉，但我们能尝试让它们转变一些。

她又问了我怎么想。我被"合作"的概念吸引了，这能够尽可能减少"目的不一致"问题发生的可能性。我喜欢她现实的角度，她能够告诉我什么可以实现，什么不可以实现。我问她这些要多久才能实现。

——我们大概只需要十次治疗，最多十二次。我觉得六次之后再回顾一下会有所帮助，到时候我们再考虑效果如何。未来如果你需要"加"咨询，随时可以回来。

只需要十到十二次咨询，门永远不会被关上。这听起来好得不真实。我能看到一个结尾，可以向那个目标努力，跟心理治疗没有尽头的马拉松完全不一样。我们找到了一个双方都合适的固定咨询时间，这让我很开心。开车离开时，我最大的感受是一份强烈的、美好的舒心。

苏和我每周见面一小时。这不是五十分钟的"心理治疗小时"，而是正常的六十分钟。她给我一份想法记录表，让我在治疗空档期填写，要我记录下来所有消极的想法，还有能够支持、反对它们的证据。我觉得这有一些用，可我们还是得把这些记录用起来，重点关注我去见她的时候说的内容，我发现有很多话要说。苏依然那么坦诚、感兴趣，整个过程中都积极地倾听，我的回应则是坦诚、自由地讲。她教我，我的消极思维方式是怎样的，（我确实有很多消极的思考方式），我们一同努力建立更加平衡的思考方式，讨论我面对难以应付的情况和人的策略。可以举一个早期的例子，在伦敦有大房子的朋友邀请我去玩，我根本不想去。苏问我为什么不想去。

——我一想到就觉得焦虑得不得了。

——那你焦虑的点是什么呢？

——我不知道该穿什么。我觉得自己又胖又老，太难看了。

——还有吗？

——有。要是没人跟我说话怎么办？他们要是搞跳舞的活动该怎么办？我要怎么做呢？我可没有舞伴……我不想让别人因为我可怜才跟我跳舞。

——我们已经讨论过你认为自己不够好的核心观点了，你觉得自己外表不够好看，社交上也不被喜欢。如果你走进一场派对时坚定地相信这些，那你很可能会凭借一己之力让这个观点成真，所以我们思考一下吧。你难看这件事，有什么证据吗？

——很多。几周前，我朋友给我介绍了一个男人，想让我们试试约会，结果他告诉我的朋友，他没想到我这么老。还有糟糕的查尔斯，他一发现我对他的兴趣比较浓厚，就立刻跑路了。还有一个朋友的兄弟，我去年认识的，他当时单身，但显然对我没有一点兴趣，后来我听说他跟一个比我小二十岁的人订婚了。

——那你现在怎么看这些男人？

——他们都是混蛋。

——这不就结了？那么，咱们再想想有什么证据能证明你好看吧。

一阵沉默。

——来嘛，肯定能想到一些。

——呃，人们有时候会告诉我我看起来不错，或者看起来健康，但他们可能只是出于礼貌吧。

——还有吗？想想其他例子。

—— 一个周六，我跟一个原来住同一条街的老邻居喝了咖啡。我已经二十五年没见他了，他告诉我我看起来一点也没变样。我经常游泳、散步，所以我比一些同龄的女人更健康、更瘦一些。孩子们有时候会告诉我，他们的朋友觉得我很酷，很时尚。

苏补充说："那个派对上的其他人也是中年人。要是有人不想跟你说话，那是他们的错还是你的错？派对上的其他人就一定比你好吗？可能发生的最坏情况是什么呢？"

我们谈了一会儿这些问题，然后回顾不同的消极思考方式，看它们如何影响了我对派对的看法和我对自己魅力的评估。首先，我有选择性提取的问题，视野狭隘，面对一种情况只看到它消极的一面，而看不到其他。比如我会过分注意其他人说我"显老"的评价，却不去想很多人夸过我的外表。"读心"是说我们以为自己知道别人都在想什么，于是武断地下结论，比如想当然地认为别人夸我的外表都只是出于礼貌（他们可能是真的觉得我看起来不错），或者跟我跳舞的人就是因为我可怜（实际上他们可能是因为友谊或者觉得我有魅力才邀请我）。很多时候，这些结论都能反映我对自己的看法（我认为自己是个毫无魅力、可怜巴巴的寡妇），因为我对自己的评价很低，就相信其他人也是这么认为的。其次，我还有"小题大做"的问题，当我想象参加派对的场景时，想出一大堆"要是……怎么办"，把很小的问题放大，直到它看起来严重到我无法控制。最后，我最常犯的错误就是"非黑即白的思考方式"。这种思考方式最常见的体现是，一个学生没有全部科目得A，就觉得自己很失败；或者一个人觉得"我在自己的领域不是最厉害的，我是个废物"。用这种"要么全赢要么全输"的思维去思考，我只能看到一种极端，没有灰色区域，没有中间地带。所以，如果在派对上没有人一直跟我说话、跳舞、互动，我就是个浪费空间的废物。

苏和我一起梳理了我的焦虑点，试着提出一些更加平衡的观点：有些人认为我好看，有些人认为我不好看，这很正常，所有人都是这样；如果谈话不能顺利进行，也许是因为我们没有什么共同点，这不是我的错，也不是另一个人的错，等等。

我去了那场派对，也活着出来了。我没有很享受派对，但主要是因为来回的路太颠簸了，还有派对上的音乐声太大，不是因为我的焦虑。事后苏总结说，你永远有权利选择做或不做某件事。

——区分不能做（因为焦虑或过分消极的思考方式，这些需要被挑战）和选择不做很重要。

我经常陷入的另一个消极的思考方式是"应该"和"必须"，就是说我总是用"应该"或者"必须"来描述一些事，给自己施加不合理的要求。我的母亲曾经是这方面的大师，所以我容易这样思考也就不足为奇了。苏说我有选择的话仿佛给了我自由，于是我开始在各种情境下训练选择：我不需要去跟合唱团那个烦人的女人喝咖啡，只因为我觉得自己应该去——我可以礼貌地说不，不必为此感到愧疚；我不需要整个周末都待在家里，只因为孩子们可能回来——我可以选择做其他事，享受做其他事。

跟苏"合作"的方式很快就见效了，让我能够驾驭各种情形：我参与的志愿工作面试非常顺利，而在此之前我因为这个面试而紧张得彻夜难眠；我女儿取消了我们一周前就计划好的散步时，我能够平和地看待这件事；我反思一段让我不悦的友谊对我是否真的重要；我的生日计划没有完美实现时，我能够看到好处和坏处，这要在以前，我肯定觉得这一天都是灾难。苏对我无条件地感兴趣，对我的任何进步都感到开心，这让我深深地感到自己得到了支持。我们在一起还能大笑呢，我们讨论的内容经常很严肃，但也有很多地方可以幽默，我感觉她真心地喜欢我，这对我来说太难得了。很久以前，我以为珍妮弗也是喜欢我的，可她走了。现在，苏也喜欢我，她说我可以随时回来，这就是我需要的。

跟苏"合作"大概六周之后，我该跟玛格丽特见面了。我心里害怕，我决定绝对不再继续心理治疗了，我怕告诉她这个决定。但我想，我应该面对面地跟她说，而不是只写一封信，那样就太懦弱了。

当天，我开车到她家门口的时候心就开始狂跳。我注意到绿色的车不在，不加装点的花园被冬雨浸湿，一如既往地没有什么修剪。我站在她的咨询室外等时，注意到一根小小的、有些破烂的羽毛，它被挂在门上一个空空的置物架里。谢谢保罗，你在这陪着我，就像牵着我的手，给了我足够的勇气，平复了我狂跳的心。玛格丽特打开门，打招呼的方式依然是严肃地朝我点头，然后立刻回到她的椅子上，沉默地坐下。我现在已经习惯了另一种迎接方式，觉得这种严肃的问候有些吓人了。但我还是给自己打了打气，直接说出了我来的目的。

——我来是要告诉你，我已经决定了，我不想继续做心理治疗了。我一开始觉得这种治疗能给我支持，但我现在感到它给我带来的消极情绪已经很久了，我不再喜欢来这里了。

我给她大概讲了讲认知行为疗法，还有我为什么觉得它能帮到我。

——它给了我一种前进的方式，而心理治疗会让我困在对自己的消极情绪中。

玛格丽特一开始的反应充满敌意。

——你似乎在贬低心理治疗，赞美认知行为疗法。认知行为疗法不可能只去六次就有这么好的效果，那是之前的心理治疗给你打下了良好的基础。

——我现在想以更平衡的思维方式看待这个问题。

我在认知行为疗法中学到了一点：避免非黑即白的思维。我继续说："我觉得心理治疗能给我支持，但是最近没有这种效果了，尤其是去年那段时间之后，我有自杀的倾向，但心理治疗没有帮到我。"

玛格丽特还是想反击。

——那好吧！我一开始用的是支持的模式，因为你刚来的时候情况确实不好，后来我转向分析模式是因为这就是我的工作。

是啊，我心想，你拒绝变通。

——我已经说了很久了，我觉得那种模式对我来说没有帮助。可我想，你没有听进去。

——我曾建议你多来，躺在沙发上，可你都不想做。你要是没有探索那种方法的兴趣或动力，那我做什么都是徒劳。

我当时没这么说，可后来我又回想起我们目的的不一致性。她没有"倾听"我想要什么、需要什么；或者，她听到了，却没有以能帮到我的方式表示她懂了。她似乎更在乎她的理论背景和训练，这让她的工作方式在我看来过于僵硬。她解决我顾虑的办法就是在同样的工作方式的基础上给我加量。作为人来说，我们好像就没有情感相通，我更没有觉得她向我展示过任何真诚的爱，那种M. 斯考特·派克认为是成功心理治疗必要因素的爱。我感觉她在责怪我，怪我不是她想要的那种来访者。

这些我都没有跟她说，只是又讲了讲我的生活现状和目前尝试的新事物，比如做志愿工作、重新学弹钢琴。我说："我感觉好多了，大家都告诉我我看起来状态不一样了。明天又是保罗去世的纪念日，但我现在没有感觉特别紧张，因为我能够以更平和的方式去思考了。"

这回，她回道："不管怎么说，我不觉得你的心理治疗都是在浪费时间，你至少因此有机会回顾你人生中的很多事。"

如果这是赞美，那这赞美似乎有些牵强，不过我也得小心点，避开猜测他人想法的习惯。

时间到了，五十分钟过去了，不论这时候在谈什么都得停下了。我离开的时候，玛格丽特僵直地站在房间中央说她感谢我来说再见，祝我一切都好。

就这样结束了，我们认识了这么多年，告别时都没有握手、没有微笑。

开车离开时，我确实挺伤心，毕竟我来这里很久了。可我感觉还好，对生活的前景感到积极。我想了想她的话，心理治疗为认知行为疗法奠定了基础。这话可能是有道理的，但是认知行为疗法似乎能更准确地找到问题的关键所在，给我提供各种策略，让我能够面对多种情形，从而改变我的行为，这些都非常有用，效果立竿见影。我不是很确定心理治疗对我有这么好的效果。这两种方法可能都是在试图寻找问题的关键，但它们背后的理念、所需时间、找到前进方式的办法完全不同。毫无疑问，对我来说，苏的方法比玛格丽特的更有效。

瓦雷利·哈萨诺夫说深度治疗的倡导者之间有着"让人心累的荒谬"争论，精神动力心理疗法、行为研究治疗、认知心理疗法中都有这样的争论。在他看来，一个来访者的痛苦可能有很多层，这些"层"能以不同的方式被触及，有时候还可以同时用不同的方法。跟斯考特·派克和欧文·亚隆一样，他强调治疗师和来访者之间情感联结的重要性："概念主意、理论、干预……都只在一个前提下有效，那就是当病人想起一个人，那个人对他说的话、为他做的事是真实的。"也许，很多年前，这些对凯莉来说就很重要——她在乎的不是得到奖励，不是减掉体重，而是跟一个在乎她的人产生情感联结。

我又去苏那里进行了四次认知行为疗法治疗。我们继续之前的方式，接着聊我遇到的难题，商讨怎么让我在遇到这些事时平定自己的思想，永远记得过去对现在是有影响的，我必须对自己有坚定的信念，不能轻易被动摇。我感觉越来越好了。

最后一次见面时，苏问我有没有感到进步。

我答道："我还是感觉很脆弱，但我注意到自己不再以之前的方式思考了。过去，要是有人问我怎么样，我就说还好，可实际上我从来都不好。现在我能够感觉还好了，回答的时候说的是真话，这感觉挺奇怪。"

——你能想到具体的例子来证明你的改变吗？

——能。我现在独自住了六个月了，过得还行。实际上，在某种程度上，我甚至还挺喜欢，因为我完全自由了，可以选择自己做什么。以前总觉得一个人住很可怕，现在却发现这样也不错。我可以取悦自己，给自己安排很多有意思的夏日活动。

——所以，一个人住没有你想象的那样糟糕。这很重要。你还能想到其他例子吗？

——能，送走胖胖（猫）的事。我本来担心自己做不到，因为保罗死后它一直陪着我，我很爱这只猫。我带它去宠物医院的时候，意识到最好找个人跟我一起去，我以前可想不到这点。于是我找了简，她是我最近交的朋友，住处离我很近。当然，我还是特别伤心，但有人陪着我，感觉就不一样了。结束之后，我们一起回家喝了一大杯葡萄酒。我跟简的友谊也让我学会了很多。她似乎觉得我挺好，值得交往，这挑战了我对自己的消极看法。我们经常一起游泳、散步，这种互惠的友谊好像很平衡——我会一些她不会的IT技巧，她做饭比我厉害很多。我决定了解她时冒了风险，事实证明冒这种风险很值得。

苏表示同意。

——我觉得你在挑战自己的消极思考方式，开始冒险，已经进步了很多。你多这样做，就能建立起坚固的地基，防御未来的风险。

我想到我做调查的时候，那些丧亲的人们写下的最能帮助他们抵御悲痛的办法，包括亲友的支持和善意、生活中稳定的结构，以及体力活动。有些人还写下内心的力量或适应力。这些我都非常能理解，我觉得它们对我也有帮助，治疗给我提供了一种寻找内心力量的方法。

苏和我商定，每六个月见一次面，回顾我的情况，但她重申，我要是感觉状态不好，可以随时联系她，再加几次咨询。这让我非常有安全感。她送我出来，走到我的车旁，还跟我握手，说祝我夏天愉快，然后挥手送我离开。她的告别一点也不僵硬、别扭。

七月里的一天，保罗的生日快到了，我在花园里浇花。花园里的空间不够，于是我种了吊兰，夏天能多添一抹色彩。我在朝前的窗台上放了水槽，里面种着开粉色和红色花朵的老鹳草，喝醉的学生们有时候会在周六晚上把它们撞得掉在地上。总体来说，把它们种在这里还是值得的，因为它们能照亮整条路。我从前门走出去，小心地留了个门，想到了保罗和他死后发生的那些事，这些事他都不可能知道了。这个想法并不压抑，只是有一种悲伤的色彩，因为他错过了太多。我还有一种强烈的欲望，想跟他谈话，告诉他一切。我举起洒水壶，注意到一根白色羽毛卡在了最大的一朵花里。它是怎么来的呢？窗户上有个宽宽的大窗沿，所以它不可能是飞过的鸟身上掉下来的。但这也没那么重要。我默默微笑，心想看来你还是知道到哪儿找我啊，也许你知道妈妈和爸爸都走了，孩子们都毕业了，你还当爷爷了。现在我又没有苏了，我知道你还在，还能依靠你，这给了我些许安慰。

到此为止，我还没感觉需要跟苏再加几次咨询。我上次见她差不多是一年前的事了，我也断药快一年了。当然了，生活并不总是一帆风顺，也不总是充满乐趣，但我过得还行。我似乎能够以更沉着的态度、更少的情绪波动来面对各种情形了，而情绪波动在保罗刚去世的几年里一直困扰着我。举个例子，我跟售货员的两次活动对比鲜明。

几年前的圣诞节，我在百货商场购物，那是对丧亲者来说非常艰难的节日。我给自己打气，去买香水，原来的用完了。我讨厌买香水，以前一直是保罗给我买，他懂得怎么挑香水，通常在通往瑟堡的P&O游轮免税店里，我们欢笑着试各种香水，直到找到最合适的那一款。我找到了保罗去世时我用的那款香水，把它拿到柜台去。售货员是个五十多岁的干瘦女人，化了很浓的妆，眉毛描得黑黑的。她把价格输好之后，我说了一句这香水真贵。

"可不是吗？"她说，"你怎么没让丈夫给你买来做圣诞礼物？"

这个问题很正常，可我的反应太丢脸了，我泪流满面地解释："他要是能的话，一定会买给我的，可他不能，因为他去世了。"即使隔着一层厚厚的粉底，我都看出她尴尬得红了脸。她不停地道歉，还答应我新年再来的话，可以给我免费化一次妆。

几周前，我在商场里买电热毯。旧的还能用，只是加热太慢了，我觉得现在的技术肯定升级了。我在放热水瓶的低架子上找到了两张电热毯，一张有双控模式，另一张是单控。除此之外，两张看起来一模一样，价格却差远了。我找到售货员，问这两款的区别。

她说："这个嘛，单控就是说只有一个开关，能开关，控制温度。双控就是说你能从自己那边控制自己一侧的温度，你的丈夫能控制他那一侧的。所以，如果你想把温度开高一点，暖暖和和的，而他觉得太热了，这款就能解决你们的问题——他可以把他那边的关掉！"

这一次，我没有反应过激。我微笑着说："我就要双控的吧。这不是为了照顾丈夫的感受，而是因为有时候来家里住的人太多，安妮会跟我挤一张床。她的狗总是钻在我们两人中间，两边都能关掉电热毯也挺好的。"

"真是个明智的选择。"售货员说，"你的丈夫一定会很喜欢的。"

买了电热毯后不久，老朋友玛丽邀请我去巴塞罗那跟她和托尼共度复活节。我犹豫了。上一次去巴塞罗那时，是我跟保罗一起带着孩子们，我不是很确定自己能不能独自面对那个城市。这是个巨大的考验，能检验我能不能更好地面对生活——但我准备好了吗？我一开始想这次旅行，就想起曾经的一个来访者，这位来访者面对的是真正的测试。

阿德里安快十八岁了，是我们那儿年纪最大的来访者之一，因为所有的孩子最终都会被转移到成年人服务部门。他是跟父母雷吉和乔伊斯一起来的，他的父母都六十多岁了，对以后无法照顾阿德里安这件事很是担心。阿德里安有自闭症，还有轻度的学习障碍，但他在继续教育学院上学，会获得一些资格证书，未来很可能独立工作。所以，实际上他的未来相当光明。他父母带他来我们这儿的原因是阿德里安无法通过驾照考试。"他实际上挺会开车的。"雷吉告诉我，"但是他的驾照考试已经挂了三次了，他好像意识不到路上其他司机都在做什么。"

"没错，"乔伊斯同意道，"坐他开的车非常可怕，因为他可能会在遇到交通环岛或交叉路口时直冲过去，甚至不去想应该避让其他车。"

关于自闭症谱系人群的日常生活困难，有一种非常有影响力的理论，他们缺乏"心智理论"，或者说设身处地以别人的角度想问题的能力，也可以说，他们无法判断其他人的意图。这有可能就是阿德里安开车出现问题的根源。我问他是否喜欢开车。

"我喜欢啊。"他说，"我爱车，我开车很厉害。"

我确实注意到他瞟了房间角落里的一箱玩具车。

"嗯，你爸爸告诉我你开车很厉害。"我说，"你开车的时候有什么问题吗？"

他说："呃，有时候有人会冲我按喇叭。"

"你知道为什么吗？"

阿德里安不解地看着我，说："不太明白。"他还在看那箱玩具车。

"你想玩玩具车吗？"我问道。这是个冒险的做法，他有可能觉得这个建议太幼稚了，可他很激动地同意了。

"好的，谢谢。"他说。他的眼睛一下子亮了起来，他立刻走过去，开始让玩具车在地上跑来跑去。

我又提问了雷吉和乔伊斯，得知阿德里安特别想要自己的车，父母也想让他独立出行，一部分原因是他们觉得这样他能找到更好的工作。于是，我们达成共识，我要再跟阿德里安见几次面，试着让他意识到路上其他人的存在，阿德里安也愿意来。

我们每周见一次。阿德里安是个有魅力的年轻人，穿着打扮有些复古，留着整齐的短发，戴着眼镜，穿着宽松的棕色长裤，裤腿正面还烫了褶，上身穿着费尔岛杂色毛衣加西装背心，毛衣应该是乔伊斯给他织的。他非常有礼貌，很乐意跟我说话，即使这意味着要在地上跪着玩一个小时的玩具车。我判断，治疗他的关键就在于他对玩具车的兴趣，可我得先找到他开车困难的具体问题。我买了一本《公用通道法规》，测试他的道路标识知识。他对这种信息的记忆非常精确，每个问题都能答对。可是遇到需要判断他人行为的问题时，他就遇到了困难。

"所以，遇到交通环岛怎么办，阿德里安？"

"向左转时，走左边车道。向右转时，走右边车道。直行时，选合适的车道。"这听起来像是直接从《公用通道法规》里背下来的话。

"要是有其他人也同时经过交通环岛呢？"

"他们也是向左转就走左车道，向右转就走右车道……"

"好吧，咱们用这些车试试。"我建议，然后给了他一辆玩具车，自己也拿了一辆，用我拿来当午餐的苹果做临时交通环岛。

"假装你现在要经过交通环岛，你想左转。"

阿德里安正确选择了左车道，但完全没注意到我的车这时从右边开出来，如果是在真正的交通环岛发生这种情况，他就要撞上我了。他看起来很惊讶，又露出了不解的表情。

"好的，阿德里安，我觉得这个问题我们可以调整一下。"我说，"你觉得可以吗？"

"好的，"他说，"我想通过驾照考试。"

我的儿子威尔小时候也特别爱玩玩具车，我们买了很多纸板"路"，贴在一张大纸板上，做成复杂的道路系统，他会在里面开着他的玩具车玩，一玩就是几个小时。我把这套道路系统搬到了办公室，建立了我跟阿德里安咨询的基础内容。我们用玩具砖块建立了他熟悉的环境：房子、大学、银行，车站等，我给他下达任务，从某处开到某处。

"阿德里安，从家开车到学校，你要走哪条路？"

他会给我描述一条路线，我用自己的玩具车在路上的不同地点拦截他。我的目标是建立他对路上其他人的认知，发展一套他能够用来预测他们目的的"规则"，将"让路"的概念具象化。我们把这些规则写在卡片上，一遍又一遍地练习。比如，在交通环岛，阿德里安不光要会走正确的车道，还要学会"等待，向右看，确认没有其他车通过交通环岛、朝你开来，才能开"。

我们为我能想到的所有路口类型和操作都建立了一套规则，阿德里安记得非常清楚。我们开始应对无法预测的特殊情况，把玩具小人当作乱走的行人和交通纠察员来演示。这些情况我们也不停地演练。

下一步就是将阿德里安学到的知识整合进现实生活中了，"一般化"是自闭症人群经常难以做到的一件事，但我们有规则卡片。雷吉很乐意带着卡片和阿德里安去开车，每次阿德里安遇到需要注意路上其他人的情况，雷吉就会给他念对应的卡片。我们决定阿德里安可以去参加第四次驾照考试时，难挨的时刻到了。那天早晨我很紧张——比我自己的孩子考驾照时紧张多了。我们安排了考试之后见面，让我能跟他告别（如果他过了），或决定下一步计划（如果他没过）。这一家人一走进我的房间，我就知道结果了，他们脸上都挂着灿烂的笑容。

"我驾照考试过了！"阿德里安宣布道，把他的驾照递给我看。拥抱来访者并不是常常发生的事，但这一次，我就是情不自禁。

阿德里安是我职业生涯中的成功案例之一，但我能不能成功地独自去西班牙，面对这次与上次西班牙之旅的鲜明对比呢？我决定跟珍妮一起去，她也是一个儿童心理学家，我们认识三十多年了。她跟我曾经在伦敦东区的一家医院共事，我们的三个孩子年纪也相仿。她从没去过巴塞罗那，非常期待，所以她是个很好的旅伴。我已经几个月没见她了，但我们在盖特威克机场见面后很快就再次熟络起来，聊着我们对飞行的恐惧。上了飞机，我们两人都手拿烈酒，在飞机上的两个小时里聊个不停。我们聊的主要是各自的孩子，这让我有机会意识到，虽然生活中发生了很多事，我还时而遭受抑郁折磨，但我的孩子们却非常坚强，都已成长为社交能力强、有同情心、高效率的成年人。

到达之后，我们头两天住在托尼妹妹的公寓里，公寓位于市中心，我们就漫步在巴塞罗那的街道上。我忍不住将这一情景跟以前的做对比，这确实不一样了，也更有成年人的感觉了。我们这次没有去动物园，但还是驻足圣家族大教堂，我之前只从外面看过，理由是小孩子不喜欢大教堂。我爱高迪将自然形式融入建筑的风格，不同石材制成的巨型石柱直冲天花板，就像成林的巨树，灯光透过彩色玻璃窗洒进来——一边是暖的，另一边是冷的，象征昼夜节律。更令人惊叹的是巴特洛公寓，形状奇异的烟囱管帽、彩色瓷砖起伏的曲线、海浪一般的窗框，让整个建筑像是某种生物。我很快意识到，我在以一种完全不同的方式享受这座城市。这一次，没有人在巴塞罗那大教堂偷走我们度假的钱。

从巴塞罗那去蒙特塞拉特岛就难多了。我清楚地记得，以前我们坐着一辆鲜黄色的出租车去山上的修道院，孩子们非常激动，我则很害怕，修道院坐落在云端之上陡峭的岩壁上。这一次，出租车依然是鲜黄色的，我的恐惧也依然真实，不同的是保罗不在我身边安慰我了。到了山顶，我的旅伴们敷衍地去了一趟修道院，他们更感兴趣的是去找吃午餐的地方。我很想排队摸黑脸圣母像，因为保罗和我之前做过，但其他人不感兴趣，于是我只能吃旅客版西班牙海鲜饭、用塑料杯喝啤酒。我想念保罗，感觉很迷茫，快哭了。

离开修道院后，我们去了玛丽和托尼在静谧乡间的房子。他们买了一块地，自己设计和建造了这栋房子，我之前没见过。房子特别漂亮，超级摩登，采光特别好，窗户很大，贴了瓷砖的露台能从各个角度瞭望山川。我们在那儿待了几天，吃喝、散步、交谈到深夜。其中一次散步让我印象深刻，我们上了山，跟着高迪的脚步去看粉红色岩石，正是这些给了他建筑设计的灵感。在这里，从石头露尖坑坑洼洼的表面，你能看到巴特洛公寓的那些曲线和裂缝。我想象着高迪本人百年前走在这里，将我们眼前的景象化为出色的建筑，这种感觉很美好。

我们在一家小教堂旁的偏远咖啡厅停了下来，玛丽告诉我们，这家小教堂相当有名，"这是人们向圣安东求丈夫的地方"。她对这个很热心，劝我和珍妮都进去。可实际上，我坐在摆着钩针餐具垫的破旧桌前，正喝着一杯加奶咖啡，意识到我并不想求个丈夫。我可能会为保罗点一根蜡烛，但我不想求个新丈夫。玛丽找到了托尼，他成了她失去丈夫之后的慰藉，但这并不是唯一的路。我猛地意识到，没有保罗的陪伴，我在西班牙也玩得很开心，我以不同的方式享受旅途，有那么几刻，我特别想他，但那种时刻都过去了。我的朋友们、妹妹们、孩子们和其他美好的地方，以及美好的经历，都能帮我填补生活中的空缺，让人生值得。如果再来西班牙是对我的测试，我通过了，就像我的来访者阿德里安，我可以感激地微笑。我现在心怀一种希望，我的那些来访者们也是心怀同样的希望，在他们破碎的生活中努力向前。

在西班牙的最后一个傍晚，玛丽和托尼开车带我到一个高山上的小村庄。车程很长，前往目的地的路况越来越艰险。但是山顶的风景抵消了漫漫长路旅途的每一刻焦躁。村庄是个古村，房子都是由统一的糙石倚着山坡建的；环境干燥，但地上也点缀着很多植被。一簇簇紫色的鸢尾花被黄色的缬草环绕，坐落在月牙形的山上，放眼望去，每个方向都能看到美得让人窒息的风景。我们去散步，然后进了一家酒吧，酒吧的这栋楼肯定存在几个世纪了，冷调的深色外墙让我们得以暂时躲避炙热的阳光，但我们很快就走到了一处架在空中的露台，脚下的山坡非常陡峭。站在这里，我们能看到好几千米之外的风景，一个方向可以看到海，不同色调的灰色、粉色岩石铺在山川上，我们之前开车来的那条路看起来就像一条线，在我们面前延展开来。我们坐在粗木凳子上，享受这美景。

"保罗肯定会喜欢的。"我对玛丽说，"我希望他还跟我们在一起。你觉得他在吗？"

"不。"她坚定地回答，"这个想法很好，但生活必须向前走。"

玛丽依然那么现实，我也注意到她在暗示我必须向前走了。

我没有再谈这个话题，自己在心里反思，没错，我坐在这里是快乐的，可我一想到保罗可能也在这里，就会更有活力，这给了我力量，让我能够面对日常生活丢给我的挑战。我在想，做了那么多次咨询，是不是那些努力帮我建立起了适应力？我知道保罗死后自己改变了很多，但也许他没去世，我也会经历这些改变。我永远不会知道这些改变多少是因为心理治疗、家庭、朋友，多少是因为时间的流逝，这不是可以靠实验找到答案的问题。

服务生拿着一瓶红酒和四个杯子来了。

"这个我来付钱。"我说着，他用一个白色小茶盘递给我账单。

接下来的一个小时，我们喝着葡萄酒，聊着投缘的话题，聊家人，聊未来的度假计划。该走了，我拿了账单，到里面付账。从明亮的室外光到阴暗的建筑内部，我的眼睛需要时间适应。一开始，我还以为是自己看花眼了，可当我拿起账单递给酒保时，模模糊糊地看到茶盘上有一根完美的白色羽毛。我盯着它看，不停地想，保罗还是跟着我们一起来了啊。微笑在我唇边泛起，我抬头看到酒保在用卡塔兰语跟我说话，丝毫没有注意到羽毛，也不知我为何微笑。我付了账，离开吧台，从茶盘上拿起羽毛放在口袋里。我觉得酒保没有注意到，就算注意到了，他也不在乎，因为我太想把这根羽毛带回英格兰了。数月之后，我还会在当天穿的外套口袋里找到它，重新发现这根羽毛会再次给我带来微笑，让我更加相信保罗能找到我，无论我选择去哪里。

我没有跟玛丽说山上酒吧的事，也没有说我在其他地方找到了白色羽毛，但它们总是出现。有时候，我思考着我遇到羽毛这件事的性质变化，我已经不像早些年那样把它们当作救命稻草了。现在，它们更可能让我微笑，我把它们当作我过得还好的证据。它们仍然是，将来也一直会是联系我跟保罗的纽带，但我现在清楚了，它们也是让我得以开始跟他分离的纽带。就像一个年幼的孩子喜欢的那条被子能帮他们在跟家长分离时忍受孤独、开始独立，羽毛在保罗去世后也帮我建立了适应力。我注意到它们的频率可能不如以前高了，但我看到的时候，几乎总会把羽毛捡起来放在口袋里。没有人知道，没有人看到我这么做，但这依然给我安慰。

当幸福的一扇门被关上,另一扇门会被打开。

可我们总是盯着被关上的那扇门，却看不到

另一扇为你打开的门。

——《真爱此生》
[美]海伦·凯勒

承受悲痛
Enduring
Loss

后记

几周之后，我订好了票去沉默静修。静修被安排在一个周末，我觉得停下忙碌的生活，花一点时间来思考应该不错。

我从来没有参与过这样的活动，挺好奇的，但也紧张，担心接触到我不想要的新事物。结果这次静修给了我一个机会，让我能够反思在这段丧亲后的旅程上所学到的很多课程。

静修安排在一栋摇摇欲坠的老房子里，房子坐落在萨里山上。我们在一间起居室里集合，房间里有一扇大大的落地窗，外面就是超大的花园和远处的树林。房间的墙是厚重的木板墙，涂成了一种让人恶心的绿色。地上铺着一块大大的波斯地毯，老师在中间摆了一瓶精致的鲜花：白色百合、菊花、福禄考、粉紫色的雏菊。十二把椅子围着花摆成整齐的圆圈。墙边摆放着各类书籍，历史类、哲学类、宗教类，墙上还有不少照片，主要是郊外和海景，中间夹杂着一些佛教帷幔和我看不懂的奇怪字符的剪纸。

周五的傍晚，我们这一小群静修者走进这间平静的房子中，几乎所有参与者都是女人，只有一个男人来陪他的妻子。我们简单介绍了自己，听老师说了一些规则——然后就要一直沉默到周日下午。

一开始，这种感觉很奇怪、尴尬。我感到自己远离了舒适区，在楼梯上遇到其他人或者跟别人单独共处一室的时候，有些不知所措。沉默着吃饭是最大的挑战，如果你够不到盐和胡椒，就彻底拿不到了，没办法让别人帮忙递。

第一天早上，我搞不清楚烤面包机怎么用，于是只能拿冷面包抹点蜂蜜吃。但是慢慢地，情况开始改变了，一开始奇怪、尴尬的感觉成了解放，不需要决定吃什么、做什么，也不需要社交、在吃饭时谈话，这些都是解脱。没有谈话的纷扰，食物反而更美味了。

我们一小群人在周围的乡间静默散步，沉默带给我们一种奇异的陪伴感，陪伴我们享受不断变换的日光和风景，没有谈话让我们分心。

第二天傍晚结束时，我决定在走廊的共享浴室里泡个澡。浴室里有着大大的垂直推拉窗，铺着深色的油地毡，浴缸旁边和洗手池下面都挂着条状的旋涡图案地毯。灯是有拉绳开关的，马桶也是拉绳的。浴缸上架了一个生了锈的金属托盘，上面摆着一块黄色的香皂。我认出它的形状和气味，然后把它翻过来，看到了红色和黑色的卡森斯商标。浴缸边上还摆着一块长方形海绵，一面是软的，一面是糙的。海绵旁边放着一盒强力清洁剂，圆柱形的盒子、穿孔的金属盖，在这潮湿的卫生间里摆几周之后肯定会生锈；纸盒的边缘沾了水也会变软，里面是灰色的粗糙粉末，<u>这些立刻将我带回童年</u>。

就在这一刻，我感到某种"对上了"的感觉，好像有一件我早就知道的事，在这一刻才被深刻地感受到。自然，静默的时间里，我在想保罗，但我突然清晰地意识到，我与悲痛的故事并不是从他去世时开始的，而是从三岁时被母亲丢在医院里的记忆开始的。这是我的故事，我的现实，也是我经历悲痛旅程的开始。每个丧亲者的悲痛之旅都会被他们的个人经历所影响。每个人的故事都不一样。

对我来说，丧亲、拒绝和抛弃都是同样的，保罗的死是一场灾难，同样也是最可怕的拒绝和抛弃。他承诺永远不会离开我，却还是以最惊人的方式那么做了。待在这间老式浴室里的这片刻时间让我对早期影响的重要性更加理解，我挥之不去的悲痛与很久以前发生的事之间有一条直线，它就是过去对现在的影响。无数次的心理咨询才让我认识到这一点。

这一课加深了我对自己身上发生的事的理解，但理解能帮我在未来再次面临失去时更好地控制局面吗？

静修的最后一个早晨，我们可以去花园里散步。

那是一月，花园里没什么可看的，但我很快注意到路旁的一簇雪莲花。几天的静默让我习惯了细品每一种味道、气味、声音、画面，我跪在地上，仔细查看每一朵小花：完美的白色花瓣、鲜活的绿叶和花秆，还有深埋土中的小小的黄色雄蕊心。我从未注意过雪莲花有雄蕊心。回想起我试图塞进保罗冻僵的手里的那束雪莲花，我意识到那花本来就不该在他手中。那些雪莲花也是被切了下来，慢慢死亡，就像保罗，它们永远都不可能再活过来了。但花园里这些美丽的雪莲花是活着的，我也是活着的，深处的心脏在跳动。

我明白了，这就是悲痛之旅的第二堂重要课程：我，只有我，手握我未来幸福的钥匙。我想玛格丽特一直在试图告诉我这一点，她不停地讲我需要注意自己的需求，可她从未找到合适的、能让我共鸣的话语，所以我也一直没能明白。

苏给了我建立适应力的工具，我把这些工具用了起来，而且依然在用——羽毛是我得到安慰的源泉。但最重要的是，我的来访者们教会我，只有我才能找到向前的路。一次又一次，他们帮我反思了自己正在经历的事，以不同的角度看当下。他们的挣扎与我的互相映射；他们的失去与我的互相映射；他们的勇气帮我找到了向前走所需的力量。

静修的最后一个下午，我们一起喝茶交谈，分享这个周末的经历。开车回家的路上，我还在思考着自己的经历，我突然想到，这个周末的进步过程与我面对丧亲的进步过程很相似。这是我学到的第三个重要课程：悲痛是变化的。

一开始，它是个奇怪、充满敌意的地方，但它渐渐变化，新的体验不断出现，也让你学到新的东西：一开始让你窒息的东西，后来可能会让你感到解放；一扇门关上，另一扇门会打开；压抑的沉默可能会带给你启发。最终，只要有一点运气，你就能获得接受的感觉。

这个周末和我长久的挣扎教会我，我永远可以支持自己，我永远不会离开或抛弃自己，永远不会。

我结婚了

我跟自己结婚了，

我说了"我愿意"

这句"我愿意"等了很多年

很多年无法言说的痛苦

伴着大雨默默哭泣

将自己锁在房间里……

我跟自己在一起很好，做自己

我跟自己在一起很好，于是

我跟自己结婚了

跟自己在一起

就连死亡也无法让我跟自己分离

——苏珊娜·瑟侬,《祝婚歌》

长久的分离之后，他们已经无法想象曾经共享的亲密，无法想象身边怎么能有另一个生灵，触手可及。

——《鼠疫》

［法］阿尔贝·加缪

未能成真的生活

Sensory Threads

补篇

　　游泳池关门了，于是我开始每天早晨跑步。我不太喜欢跑步，不过最近开始改观了。落霜的早晨是最好的，草地上落了白霜，踩上去"嘎吱嘎吱"的，阳光温柔地洒在河面上。今天早晨，我慢跑去了公园里"我们的树"旁，一根白色羽毛从我身旁飘过。我本能地伸手去抓它。我放缓速度，几乎是在走路了，仔细瞧了瞧它：小巧、蓬松、一尘不染，是保罗存在的印记。我心想，你真是一点也没变啊，在我们多年前经常牵手、亲吻的地方告诉我你还在，生怕我解读错。但那是从前了，现在我已经没有精力去沉溺于逝去已久的爱了。我还是想知道，如果你还活着，生活会是怎样。我还会早晨七点在这个公园里跑步吗？你会跟我一起跑吗？我们讨论过在孩子们都离家之后搬去多赛特，可那仿佛已经是个遥远的梦，我们还曾开车在韦茅斯郊外，看着那些在售的房子幻想未来。你想住在海边，能去开船；我也想住在海边，能去散步。我们可以一起做这些事，你坚持带着狗一起。你现在至少有七个孙辈了，我在网络社交平台上看到过他们的照片，可我从来没见过他们。我会喜欢生活中再次出现小孩子。在这种艰难的时候，也许我们可以跟他们视频通话。你那么实际，大概会买好所有物资。傍晚，我们能一起坐在花园里，享受一杯葡萄酒。你肯定还会每天早晨给我端来一杯茶——这是我们从未被打破的传统，我至今还在想念它，我们肯定在一起自我隔离。

你是我一个人的，我似乎想象不出更美好的生活了，可现在我不确定了。

一个从未发生的未来是没有细节的。它的边缘模模糊糊，色彩单一，就像没有对焦的黑白照片。然后，它变得清晰完美，变成了一张色彩鲜明的印刷画，画面是坐落在海边、田园诗般的房子和一个幸福的大家庭。但那是过去了，现在完全不同。我讨厌开船，我很高兴不需要再忍受这些了。你从来都不喜欢散步，现在我可以自己散步很久。比起狗，我更喜欢猫，现在养了两只猫。跟自己独处后，我发现了很多新的东西，还发现我为了厘清头绪、做成某件事能付出多少。我可以自己决定跟谁社交。我还是想念你的陪伴，这是当然的，最想念的是你的拥抱。我还是戴着你的戒指，它会一直给我力量，但从你身上继承来的那份负担已经消散了。

在这次全球疫情中，我常想到那些生活天翻地覆的人们。我为他们难过，对他们经历的痛苦感同身受，为他们被击碎的梦想感到可惜。可我知道，就像现在的我可以坦然回望过去，人们将来都能过上完全不同的生活。那份完全不同的生活也许很好，也许会更好。

——2020年4月，因新冠疫情封城后两天

注 释

前言

　　MIND是英格兰和威尔士的一个精神健康慈善组织。他们的网站（www.mind.org.uk）能够提供关于精神健康问题及其治疗方法的丰富知识库。

　　关于我的来访者的故事均为真实事件，但我改变了他们的名字和一些能说明他们身份的细节，以保护他们的隐私。我的咨询师们的身份也有所改动，但我与他们的对话均为真实对话，仅限于我的记忆与我对我们之间互动的解读。

笔记和出处：

第一章：海啸

　　马克·威廉姆斯等《穿越抑郁的正念之道》

　　Mark Williams, John Teasdale, Zindel Segal and Jon Kabat-Zinn, *The Mindful Way Through Depression*, New York: Guilford Press, 2007.

第二章：海啸之后

　　约翰·鲍尔比《依恋三部曲·第三卷　丧失》

　　John Bowlby, *Attachment and Loss Volume 3: Loss*, London: Penguin Books, 1980.

　　C.S.刘易斯《卿卿如晤》

　　C.S. Lewis, *A Grief Observed*, London: Faber, 1961.

　　托马斯·霍姆斯，理查德·拉赫《社会调整评定量表》，收录于《身心研究杂志》

　　Thomas Holmes and Richard Rahe, "The Social Readjustment Rating Scale", *Journal of Psychosomatic Research*, Vol.11, No.2, 1967, pp.213-218.

——通常被称为"霍姆斯和拉赫压力量表",这是一份用于评估压力的问卷。

第三章:榴弹时刻

凯茜·伦赞布林克《心碎手册》

Cathy Rentzenbrink, *A Manual for Heartache*, London: Picador, 2017.

斯蒂芬·格罗斯《咨询室的秘密》

Stephen Grosz, *The Examined Life*, London: Chatto & Windus, 2013.

维恩·费舍尔,凯瑟琳·皮尔萨,亨利·罗欧尼《应用行为分析法手册》

Wayne Fisher, Cathleen Piazza and Henry Roane, *Handbook of Applied Behavior Analysis*, New York: Guilford Press, 2013.

伊丽莎白·库伯勒·罗斯,大卫·凯思乐《当绿叶缓缓落下》

Elisabeth Kubler-Ross and David Kessler, *On Grief and Grieving*, New York: Simon & Schuster, 2005.

——这是一本入门级别的"悲痛向导",基于伊丽莎白·库伯勒·罗斯的五个阶段理论,教读者如何与悲痛共处的五个阶段。

第四章:约会难题

约翰·鲍尔比《依恋三部曲·第三卷 丧失》

John Bowlby, *Attachment and Loss Volume 3: Loss*, London: Penguin Books, 1980.

凡妮莎·摩尔,海伦·麦康纳及《失明及严重视障儿童与父母的交流研究》,收录于《英国发展心理学杂志》

Vanessa Moore and Helen McConachie, "Communication between blind and severely visually impaired children and their parents", *British Journal of Developmental Psychology*, Vol.12, No.4, 1994, pp.491-502.

凡妮莎·摩尔,海伦·麦康纳及《给我展示你的想法:帮助严重视障儿童沟通》,收录于《健康访客》

Vanessa Moore and Helen McConachie, "'Show me what you mean': helping young visually impaired children to communicate", *Health Visitor*, Vol.68, 1995, pp.105-107.

罗尔德·达尔《蠢特夫妇》

Roald Dahl, *The Twits*, London: Jonathan Cape, 1980.

第五章:感官线

伦敦国王学院临床心理学博士学位介绍

King's College London, Doctorate in Clinical Psychology, kcl.ac.uk

凡妮莎·摩尔《儿童画及其参照物间的关系与对熟悉物体的另类描绘》,收录

于《实验儿童心理学杂志》

Vanessa Moore, "The relationship between children's drawings and preferences for alternative depictions of a familiar object", *Journal of Experimental Child Psychology*, Vol.42, No.2, 1986, pp.187-198.

凡妮莎·摩尔《儿童画与对熟悉物体的另类描绘间关系》，收录于《实验儿童心理学杂志》

Vanessa Moore, "The influence of experience on children's drawings of a familiar and unfamiliar object", *British Journal of Developmental Psychology*, Vol.5, No.3, 1987, pp.221-229.

萨曼莎·黑沃德《从黑到白》

Sam Hayward, *Black to White*, London: New Generation Publishing, 2015.

格洛里亚·汉尼佛德《在你身边：被母亲铭记的卡隆的勇气》

Gloria Hunniford, *Next to You: Caron's Courage Remembered by her Mother*, London: Penguin Books, 2006.

朱利安·巴恩斯《没什么好怕的》

Julian Barnes, *Nothing to be Frightened Of*, London: Vintage. 2008.

朱利安·巴恩斯《生命的层级》

Julian Barnes, *Levels of Life*, London: Jonathan Cape. 2013.

约纳坦·库特《和莱尼的午餐：莱奥纳德·伯恩斯坦最后的漫长访谈》

Jonathan Cott, *Dinner with Lenny*, Oxford: Oxford University Press, 2013.

凡妮莎·摩尔《关于丧亲后反应的调查》，未发表研究

Vanessa Moore, *A Survey of Reactions to the Death of a Loved One*. Unpublished study, available from the author.

艾本·亚历山大《天堂的证据》

Eben Alexander, *Proof of Heaven*, London: Piatkus Books, 2012.

斯蒂芬·格罗斯《咨询室的秘密》

Stephen Grosz, *The Examined Life*, London: Chatto & Windus, 2013.

弗洛伊德《梦的解析》

Sigmund Freud, *The Interpretation of Dreams*, Standard Edition 4-5, London: Hogarth Press, 1953.

鲁道夫·史代纳《死亡与重生之间的生活》

Rudolf Steiner, *Life Between Death and Rebirth*, New York: Anthroposophic Press, 1968.

纳威尔·席明顿《分析实验》

Neville Symington, *The Analytic Experience*, London: Free Association Books, 1986.

唐纳德·温尼科特《孩子、家庭与外面的世界》

Donald Winnicott, *The Child, the Family and the Outside World*, London: Penguin Books, 1964.

C.S. 刘易斯《卿卿如晤》

C.S. Lewis, *A Grief Observed*, London: Faber, 1961.

第六章：继续向前

安东尼·罗斯，彼得·福纳吉《针对不同人的不同疗法》

Anthony Roth and Peter Fonagy, *What Works for Whom? A Critical Review of Psychotherapy Research*, New York: Guilford Press, 2006.

斯蒂芬·格罗斯《咨询室的秘密》

Stephen Grosz, *The Examined Life*, London: Chatto & Windus, 2013.

第七章：依赖与分离

约翰·W. 詹姆斯，拉塞尔·弗莱德曼《一个人的疗愈》

John James and Russell Friedman, *The Grief Recovery Handbook*, New York: William Morrow Paperbacks, 2009.

第八章：悲欢起落

欧文·亚隆，《直视骄阳：征服死亡恐惧》

Irvin Yalom, *Staring at the Sun: Overcoming the Dread of Death*, London: Piatkus Books, 2011.

海伦·贝利《当你穿着一身好比基尼遇上了坏事》

Helen Bailey, *When Bad Things Happen in Good Bikinis*, Chicago: Blink Publishing, 2015.

瓦雷利·哈萨诺夫《什么也不做的恐惧》

Valery Hazanov, *The Fear of Doing Nothing: Notes of a Young Therapist*, London: Sphinx Books, 2019.

欧文·亚隆，《爱情刽子手》

Irvin Yalom, *Love's Executioner and Other Tales of Psychotherapy*, London: Penguin Books, 2013.

爱丽丝·米勒《天才儿童的悲剧》

Alice Miller, *The Drama of the Gifted Child*, New York: Basic Books, 1997.

克里斯汀·唐克利 等《听到自杀倾向病人的情绪痛苦》，收录于《危机》

Christine Dunkley et al, "Hearing the suicidal patient's emotional pain", *Crisis*, Vol.39, No.4, 2018, pp.267-274.

第九章：僵局

米兰达·沃尔伯特，托尼·罗斯曼尼尔《关于心理治疗与其他方面的失败》，收录于《心理学家》

Miranda Wolpert and Tony Rousmaniere, "Talking failure in therapy and beyond", *The Psychologist*, Vol. 30, 2017, pp.40-43.

欧文·亚隆，金妮·艾尔金《日益亲近》

Irvin Yalom and Ginny Elkin, *Every Day Gets a Little Closer: A Twice-Told Therapy*, New York: Basic Books, 1974.

斯蒂芬·格罗斯《咨询室的秘密》

Stephen Grosz, *The Examined Life*, London: Chatto & Windus, 2013.

斯考特·派克《少有人走的路》

M. Scott Peck, *The Road Less Travelled*, London: Arrow Books, 1990.

罗伯特·莫利《分析者的故事》

Robert Morley, *The Analysand's Tale*, London: Karnac Books, 2007.

第十章：和解

马克·威廉姆斯等《穿越抑郁的正念之道》

Mark Williams, John Teasdale, Zindel Segal and Jon Kabat-Zinn, *The Mindful Way Through Depression*, New York: Guilford Press, 2007.

瓦雷利·哈萨诺夫《什么也不做的恐惧》

Valery Hazanov, *The Fear of Doing Nothing: Notes of a Young Therapist*, London: Sphinx Books, 2019.

后记：承受悲痛

海伦·凯勒《真爱此生》

Helen Keller, *To Love this Life: Quotations by Helen Keller*, New York: AFB Press, 2000.

苏珊娜·瑟侬《祝婚歌》

Susana Thénon, "Nuptial Song", in Cecilia Vicuña & Ernesto Livon-Grosman (eds.), *The Oxford Book of Latin American Poetry: A Bilingual Anthology*, Oxford University Press, 2009.

补篇：未能成真的生活

阿尔贝·加缪《鼠疫》

Albert Camus, *The Plague*, London: Penguin Modern Classics, 2002 (first published in 1947).

图书在版编目 (CIP) 数据

　　一千日的疗愈之路 /（英）凡妮莎·摩尔著；王思宁译 . — 北京：中央编译出版社，2023.2（2023.5 重印）

　　书名原文：One Thousand Days and One Cup of Tea: A Clinical Psychologist's Experience of Grief

　　ISBN 978–7–5117–3933–9

　　Ⅰ . ①—… Ⅱ . ①凡… ②王… Ⅲ . ①精神疗法 Ⅳ . ① R749.055

　　中国版本图书馆 CIP 数据核字 (2022) 第 244211 号

版权登记号：图字：01–2022–6315

一千日的疗愈之路

责任编辑	张　科　孙百迎
责任印制	刘　慧
出版发行	中央编译出版社
地　　址	北京市海淀区北四环西路 69 号（100080）
电　　话	（010）55627391（总编室）　　（010）55627362（编辑室）
	（010）55627320（发行部）　　（010）55627377（新技术部）
经　　销	全国新华书店
印　　刷	北京盛通印刷股份有限公司
开　　本	880 毫米 × 1230 毫米　1/32
字　　数	191 千字
印　　张	8.875
版　　次	2023 年 2 月第 1 版
印　　次	2023 年 5 月第 2 次印刷
定　　价	58.00 元

新浪微博：@ 中央编译出版社　　　**微　信**：中央编译出版社（ID：cctphome）
淘宝店铺：中央编译出版社直销店（http://shop108367160.taobao.com）（010）55627331

本社常年法律顾问：北京市吴栾赵阎律师事务所律师　闫军　梁勤
凡有印装质量问题，本社负责调换，电话：（010）55626985

人啊，认识你自己！